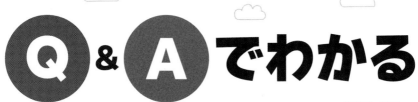

# Q&Aでわかる

# 訪問看護ステーションの
# 起業・経営・管理

## ——確かなスタートと着実なマネジメントで成果を出そう

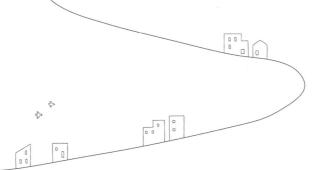

編集 公益財団法人日本訪問看護財団

著 平原優美・藤野泰平・柳澤優子・加藤 希

中央法規

# はじめに

　訪問看護を起業するためには，営利法人，NPO 法人等の法人格を取得して，都道府県知事等の指定を受け指定訪問看護事業者となり，訪問看護ステーションを開設するところから始まります。

　訪問看護事業とは，主治医が訪問看護ステーションに交付する訪問看護指示書に基づき（さらに介護保険では居宅サービス計画書（ケアプラン）に沿って），看護師等が利用者の居宅に訪問して看護（療養上の世話または必要な診療の補助）を行い，その対価を各種保険者と利用者に請求し支払いを受ける仕組みです。

　訪問看護ステーションの収入面では，その約 95％が公定価格による報酬と利用者負担で成り立っているので，診療報酬・介護報酬の改定や利用者数の確保が経営に大きく影響します。また，費用の面では人件費率が 70％を超える労働集約型の事業という特徴があります。

　このような訪問看護ステーションは，今後，地域包括ケアシステムの構築から地域共生社会を目指すわが国において，不可欠なサービスとして充実強化が求められています。

　現在，訪問看護ステーションは 15,000 か所を超えており，新規開設も多くなっていますが，一方で，開設後 1 年も経たないうちに，休止・閉鎖に追い込まれる訪問看護ステーションも散見されます。その要因としては，利用者確保等に関する市場調査が不十分，法人・事業所の理念等が曖昧，訪問看護が未経験な管理者やスタッフ体制，運営体制，資金繰りを含む経営の課題などが考えられ，丁寧な準備や見通しによって閉鎖は防げた，と思うことも多くあります。

　訪問看護事業では，経営者と管理者・スタッフが理念を共有してサービスの質を高め，利用者や多機関・多職種からも信頼される事業所へと発展させることが重要となります。

　そこで本書では，円滑に訪問看護ステーションを開設し，安定的な経営を行って，質の高いサービスを提供するために必要な視点を，Q&A でわかりやすく解説したいと考えました。

そのため今回，訪問看護ステーションを起業・開設し，経営・運営にかかわられてきた3人の方にご協力をお願いしました。ご経験から困難を乗り越えた具体例をQ＆Aとして収載し，さらに実践例・好事例なども含めながら，より具体的な解決方法にまで踏み込んでまとめています。また，Q＆Aに関連した豆知識的な情報については，コラムで紹介しています。さらに，事例なども適宜用いて読者の皆様に具体的なイメージをもっていただき，トラブルを避けることができるように構成しています。

　起業・運営管理・経営管理の方法は，訪問看護ステーションの規模や地域性もあり，正解は必ずしも一つではありませんが，執筆者の三者三様のご経験から，多くのヒントを得ることができるでしょう。

　本書が，訪問看護事業の起業を目指す，あるいは運営・経営に携わる皆様のお役に立つことができれば幸いです。

　末筆ながら，ご多用のなか，本書を進めるにあたりさまざまなご意見を出していただき，またご執筆くださいました，藤野泰平様，柳澤優子様，加藤希様に心より感謝申し上げます。

2023年7月

公益財団法人日本訪問看護財団

# 目　　次

## 2 最初に具体的に準備しなければいけないことは？
   ―マーケティング・立地や資金など

### どこでやるか？

### 誰とやるのか？

### 資金計画

### 法人設立の手続き

## 申請の準備

## ③ 開設準備中に考えることは？
## ―運営などについて先にやっておくべきこと

## 開設準備中にすべきこと

## 組織として取り組むこと

## 4 さあ！ オープン!!

### 開設直前から直後に考えること・取り組むこと

## 5 訪問看護ステーションの運営をスムーズに展開させるには

### 運営をスムーズにするためのポイント

## 【コラム】

第1部

これから
訪問看護
ステーションを
起業・経営・管理
する方へ

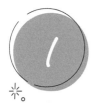

# なぜ，今，訪問看護が注目されるのか？

　訪問看護ステーションは，看護職が「看護」の視点で地域を見つめ，得意な「察知」する力で地域の住民や多職種のニーズを把握し，訪問看護事業を実施しています。訪問看護師は高齢者や，医療的ケア児など障がい児・者，精神疾患の罹患により社会参加が難しい人，ひきこもりの人，がん等治療中の人といった，あらゆる利用者の息遣いを 24 時間感じ，時に吐露される想いに心を震わせてケアをしています。訪問看護師は利用者の多様な暮らしの実際にかかわるため，医療，介護，福祉に関する法律や制度の問題，サービスの課題，必要な仕組みなどを把握しやすい立場にある職種ともいえます。

## 2025 年問題

　これまで人々の命と暮らしの議論において，「2025 年問題」をどう乗り越えるか，は重要な課題でした。この「2025 年問題」とは，1947～1949 年の第 1 次ベビーブームに生まれた団塊の世代が，2025 年までに全員，後期高齢者となって超高齢社会に突入し，同時に少子化により労働力人口が減少することであり，近年，わが国はこの問題に対応するため，医療や介護，年金などの課題解決に取り組み，社会保障と税の一体改革を実施してきました。実際，医師や看護師，介護人材の不足のため，急増する医療や介護を必要とする人々を支えることが難しくなり，医療・看護・福祉・介護の全領域において改革も必要でした。

　そのため国は，具体的な取り組みとして，高齢者が住み慣れた地域で最期まで生活できるよう，「住まい」「医療」「介護」「生活支援・予防」をトータルにサポートする仕組み（地域包括ケアシステムの構築）を推進するようにしました。また，地域には，保健師，社会福祉士，主任ケアマネジャーを配置した地域包括支援センターが整備されて高齢者をサポートするようになり，これは現在ではよく知られるようになりました。

　つまり，施策として，保健・医療・福祉制度の中心を，「医療」から「暮らし」

の支援にシフトし，地域包括ケアシステムの構築のため，在宅医療，訪問看護ステーションの充実や地域ネットワークづくりに努力してきたのです。その結果，地域の多職種連携は，2000年頃と比べると，比較にならないくらい進んだと実感しています。

## 訪問看護師の柔軟な対応

　訪問看護師は，利用者の状態や苦痛に寄り添うため，「なぜ，こんな状態になるまで，訪問看護が介入できなかったのか？　もっと早くかかわっていたら，さまざまな支援ができたのに」と考えやすいものです。そこで，これまで訪問看護師は，病院に働きかけ，利用者本人のわが家へ早く帰りたいという希望を叶えるため，病院の医療職や地域の介護支援専門員（ケアマネジャー）と連携してきました。その結果，在宅移行は30年前よりも格段にスムーズになりました。

　また，1人暮らしや高齢者世帯の利用者が人生の最期に不安を感じて夜の支援があればよいのにと願う思いを受け，訪問看護師は心から安心できる24時間の暮らしをつくりたいと，看護小規模多機能型居宅介護事業所や療養通所介護事業所などを開設してきました。

　さらに訪問看護師は，「利用者が訪問看護サービスを利用する前から早くさまざまなことを知り，自分の人生を自分の意思で決めることができていれば，生き方・逝き方がもっとその人らしくなったのでは？」と感じてきました。一方，地域には，一見元気そうに見えるけれども通院治療中の高齢者や，過去に大きな病気で命を取り留めた高齢者などが，街カフェやボランティア活動に参加するようになっています。そのことを受け，保険による訪問看護サービスではなく，看護職として地域住民とつながり，一緒に地域全体のことを考え，また高齢者がいつまでも自分らしく暮らすことができる助けになりたいと考え，カフェや相談室を運営する訪問看護師が増えてきました。

　訪問看護師はこのように，地域の看護小規模多機能型居宅介護事業所や暮らしの保健室・まちの保健室などの活動も応援し，小児や精神疾患の支援を通じて学校や福祉ともつながり，多職種とともに共生社会に向けた地域包括ケアシステムの構築を推進するように，全国の暮らしを見つめてきました。訪問看護師は時代とともに，利用者のベッドサイドから地域まで自由に行動範囲を広げ，

柔軟なサービスを創造してきたのです。

## 訪問看護関連3団体の対策

　訪問看護事業の発展に取り組む団体として，「公益社団法人日本看護協会」「公益財団法人日本訪問看護財団」「一般社団法人全国訪問看護事業協会」の3団体があります。

　3団体は訪問看護推進連携会議を運営し，国民の安全・安心な在宅療養生活の実現や訪問看護のさらなる推進を目標として，訪問看護の制度・報酬改定などの政策提言を行っています。2009年に『訪問看護10ヵ年戦略（在宅ケアの最前線！〜明日の在宅ケアを考えよう〜）』を作成し，2013年には『訪問看護アクションプラン2025〜2025年を目指した訪問看護〜』として，①訪問看護の量的拡大，②訪問看護の機能拡大，③訪問看護の質の向上，④地域包括ケアへの対応を活動の柱としました。その結果，訪問看護ステーションは増加し，訪問看護の利用は在宅看取りにもつながることから，行政も訪問看護ステーションの設置推進を掲げました。一歩ずつ，訪問看護の活躍の場が増えていきました。

## 2040年問題

　そして現在，国は「2040年問題」への対応を加速させています。「2040年問題」とは，2040年になると団塊ジュニアが65歳以上になるため社会の高齢化がさらに進み，同時に2025〜2040年のたった15年で，20〜64歳の現役人口が1000万人以上減少することを指します。そして，少子高齢化がさらに深刻となり，社会保障費が急増し，わが国が戦後構築してきた，現役世代が高齢者を支える社会保障制度の継続が困難な事態を迎えます。

　わが国の社会保障制度を持続させるためには，高齢者の健康寿命の延伸を推進し，また，医療や介護サービスの働き手の絶対数も確実に減少するため，生産性を向上する努力が必要となるのです。

## なぜ，訪問看護が注目されるのか？

このようななか，ここまでも紹介してきたように，近年，訪問看護師は介護保険や医療保険による居宅サービスだけではなく，地域のさまざまな場所で多様な人々の健康にかかわるようになりました。

戦前からこれまで，地域でさまざまな健康状態の人や医療を支えてきたのは主に医師でした。学校，施設，検診，産業，保健所などで医療にかかわるとともに，休日の住民の診療は当番で実施するなど，地域住民の誕生から看取りまで，行政と連携しながら引き受けてきました。看護職である助産師や保健師の活動も長い歴史をもっているものの，近年，少子化，病院指向，行政職の業務効率化や行政改革を背景に，業務が集約され，自由な活動が難しくなっています。

しかし，訪問看護師は，特に 2012 年以降，訪問看護ステーションが増えるなかで，医療保険，介護保険，医療観察法による訪問看護などを実施し，活動の場を拡げてきました。また，障害者総合支援法や医療的ケア児支援法に対応した訪問看護や，レスパイト事業といった行政支援の訪問看護なども提供するようになっています。さらに，新型コロナウイルス感染症拡大という災害を体験するなかで，訪問看護師は行政・地区医師会と協力し，委託契約による自宅療養者への健康観察を実施することも行いました。

このように現在の訪問看護は，保険制度による個別ケアだけではなく，グループホーム等施設へもケアを提供するようになり，在宅看取りにも貢献し，24時間，利用者の命と暮らしを守る重要な職種となっています。

したがって現在の訪問看護師は，自身の施設経営だけを考えるのではなく，地域の課題を行政などと共に考え，専門職としての使命感や献身的姿勢をもって命を支える活動を実施することが求められているといえるでしょう。このような活動を進めていくことで，地域や行政に信頼される専門職としての役割やポジションを得ることにつながります。しかし，それは決して難しいことではなく，「看護」の倫理的行動指標を柱に，多職種と良い関係をつくりながら，利用者や住民が少しでも笑顔になる暮らしに寄り添うという，至って看護職の原点の活動ともいえます。

「2040 年問題」などへの対応が求められるなか，地域に根差した訪問看護・訪問看護師は，今後ますます注目されるに違いありません。

（平原優美）

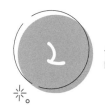

# 訪問看護の魅力

　これまで，訪問看護ステーションに入職した看護師は，「人と深くかかわることを看護師の役割と期待していたが，病院での看護は時間的にも業務内容的にも違った」「夜勤により体調を崩した」「家族と過ごす休日や時間が少ない」，また，病院の平均在院日数が減少したことから，「病院では，患者さんのその後の暮らしを含めた様子がわからず，ベルトコンベヤーの作業のようで，今の看護がよいかわからない」など，それぞれの理由や事情をもち，訪問看護を選択することになった看護師が多くいました。もちろん，これは当然のことであり，入職時の訪問看護への就職動機は，それぞれ看護師の心身の状態や生活状況によって違うものです。

　しかし，「訪問看護」という仕事を実際に行ってみると，病院，診療所，施設，通所サービスの看護とはまったく違うということを理解し，本来の人間の特性が最大限発揮でき，看護の素晴らしさに心震える体験をする人が多いのも事実です。

　なお，訪問看護に興味をもつタイミングはそれぞれですが，近年は学生時代から訪問看護への就職を希望する人も，わずかではありますが増えてきています。

## 利用者や家族との相互作用が癒しを生む

　訪問看護は平均1時間程度，自宅でじっくり利用者・家族と話をしてケアを提供します。訪問看護師は利用者や家族の表情の変化から，瞬時に心身の変化に気がつき，その気持ちにあわせて声をかけます。一方で，実は利用者や家族も，訪問看護師の表情の変化をよく見ています。互いに会話を通して，相手の気持ちにそっと寄り添いながら，その日のケアの時間がゆっくり流れていきます。

　この人と人の相互作用は，ヒトが群れで生きてきた動物であり，双方の瞳孔の変化や表情筋，声のトーンから相手の感情を読み取り，察知し，争いを回避

してきた能力の賜物であり，利用者・家族と看護師の深い関係構築にかかわっています。人間はこの相互作用を経験し，深く人との関係を体験すると，自己肯定感が増し，相手のために何かしたいという感情が心の底から沸き上がります。そして訪問看護の現場では，利用者は看護師がそばにいるだけで温かい気持ちや安心感に満たされ心身が癒されるのです。実際にこのような「癒し」は，疾患による苦痛や不安による自律神経失調症状を緩和し，時に治癒させるほどの力があります。利用者や家族にかかわる訪問看護師はその変化を感じ，訪問看護師がもつ癒しの役割に気がつきます。そうするとさらに，訪問看護師は勉強し献身感情が高まり，同時に自己効力感が向上します。

　このような，看護師として，あるいは人間として充実した時間や前向きな気持ちになることは，看護師自身の心身の健康にも影響します。これらは病院や診療所，施設，通所サービスにおける看護とは異なる，訪問看護ならではの特徴であり，重要な魅力です。


## 利用者・家族の暮らしが理解できる

　訪問看護師は直接利用者の自宅に訪問し，暮らしを目の当たりにするため，これまでの人生や親戚，近所付き合いまで，その利用者のプライバシーを知る機会が多く，利用者や家族の発言の真意や行動を理解しやすくなります。

　一方，病院では患者の情報が訪問看護と比べると少なく，患者にとって良かれと思って決定した治療やケアがその患者の苦痛になったり，経済的に困難な状況を生み出したりすることがあります。また，ケアの適切性も患者自身の言葉から判断しなくてはなりませんが，急性期にある患者や不安をもつ患者から本音を聞き出し，気持ちよいケアになっているか判断することは難しいものです。

　その点，訪問看護は，葛藤が少なく，利用者や家族の本音をもとに，ケアをニーズに沿った形や内容として提供することができます。

　このように，訪問看護は利用者のニーズに沿ったケアがしやすく，葛藤が少ないことも魅力といえるでしょう。


## 利用者の希望するケアが柔軟にできる

　訪問看護は，利用者の状況や要望内容により柔軟な対応がしやすいものです。

一方，病院では，看護体制（日勤，夜勤）を前提に1日の業務や個別のケアが計画されます。例えば夕方の慌ただしい時間帯であれば，患者によってはナースコールをすることもためらう場合があり，ましてや，看護師が，患者につらいことがあって，ストレッチャーで庭に出るだけでも気持ちが落ち着くと気づいたとしても，実施は不可能です。

　しかし，訪問看護では，看護補助者や別の訪問看護師の同行も報酬で認められており，例えば，難病の子どもやがん末期の利用者や家族が希望したお出かけなどの支援についても，工夫し対応することができます。訪問看護ステーションによっては，その他料金を設定し，より幅の広い支援をしています。つまり訪問看護は，その時代や状況にあわせ，ニーズに沿った，より個別のケアが実施できるのです。

## 訪問看護師は生涯にわたって働ける

　訪問看護ステーションでは数年前まで，訪問看護師はまず，臨床経験を積まなくては務まらないといわれていましたが，現在では看護職の資格取得後，訪問看護によって看護の経験の土台をつくり，さまざまな疾患や療養者の病態，看護過程を学び，そして認定看護師や専門看護師などの資格をとり，キャリアアップにつなげるといった，生涯にわたって訪問看護師として働けるような環境が整ってきています。結婚や妊娠，出産，育児，介護など，ライフイベントに対応しやすいことも魅力です。

　地域医療構想においては病床削減は必須で，病院で一生働くことは難しいといえます。また，60歳以上の訪問看護師も経験などを活かし，精神科訪問看護などでは傾聴力を用いて良いケアを提供できることから，何歳になっても働けるのも魅力でしょう。自宅近くの訪問看護ステーションに勤務すると，育児や介護，定年後も通勤などの負担が少なく，ワークライフバランスもとりやすいという魅力もあります。

## 訪問看護ステーションは誰でも開設できる

　訪問看護ステーションは，看護職が管理者であることが開設要件であることから，その看護師の考えで魅力あるステーションを管理・運営することができ

ます。地域住民の目線で訪問看護ステーションを眺めると，病院と違って，街の魚屋などの商店と同様，ドアを開けると，すぐそこに訪問看護師がおり，訪問看護師を身近に感じることができます。住民は，この20年で訪問看護を受けた知人の話や在宅医療に関する話を聞く機会が増え，私たちが考える以上に，訪問看護ステーションをみているものです。

　また，地域で訪問看護ステーションを開設し活動をしていくと，高齢者の看取りをした10年後に息子さんががんを発症し，最初に訪問看護ステーションに電話をかけてきて，どこの病院に行ったらよいかなどという相談を受けることもあります。関係がつながっているということであり，このようなことがあると訪問看護師はその家族とさらに深い信頼関係でつながり，さらに良いケアを提供したいと考えます。

　このように，訪問看護ステーションを開設することは，その地域の隅々までたくさんの人たちの人生に寄り添う，家族の「かかりつけ訪問看護ステーション」となることを意味しています。そして，人間・看護師として成長することで，訪問看護をはじめる前と後で街の風景もまったく違って見えるようになります。訪問看護ステーションの開設・運営を通して，自分の人生を充実させ豊かなものにでき，自己実現と安心して暮らせる街づくりに貢献するということを一体的に経験することで，幸せと感じることができるのです。

　基本的に土日を休日にしやすいことや，病院と比べて時間外労働が少ないなどの魅力ももちろんあるものの，ここにあげたように，訪問看護の魅力は非常に幅広いものであるといえます。

　また，訪問看護を1つの事業として産学協働など新しいことに挑戦したり，ICTの活用で効率よく働きやすい職場環境をつくったり，社会に貢献する活動を医師や若手の起業家と提携し，世界を股にかけて活躍する訪問看護師が今後増えていくことを期待しています。

　1人でも多くの看護師が，訪問看護に取り組んでみよう，訪問看護ステーションを開設してみようと思ってほしいと考えています。

（平原優美）

# 訪問看護ステーションを起業する
# ことが新しいキャリアビジョンになる

## 「起業」は選択肢の 1 つ

　大前提ですが，起業をすることは手段でしかありません。社会に貢献する方法はいくつもあり，その 1 つに起業という手段があります。世の中にはたくさんの訪問看護ステーションや病院，企業があります。そのなかで，自分が成長できる，興味があることができる，そういったことで選んで就職をすることもあると思います。働くなかで芽生えてくる "もっとこうしたらよいのではないか""こういったことがやりたい""これを成し得たい" といった気持ちが出てきたときに，今いる組織とギャップを感じるのであれば，組織を変えていくか，転職するかの時期だと思います。

　私が起業した訪問看護ステーションに転職を希望してきたスタッフの例ですが，病院で働いていて，もっと看護師が輝く職場にしたい，陰口などがない組織にしたいと思い，看護部長になれば組織を変えられるのではないかと考えている看護師がいました。私はその看護師に，「そういった職場をつくる方法は，看護部長になるしか方法がないのでしょうか？」と尋ねました。すると，その看護師はそれしか思いつかないと言うので，そのとき私は，「看護部長になるまで 30 年程度かかるかもしれない。でも一から善い組織をつくるなら，10 年でできるかもしれない。また，自分と同じ思いの組織に転職をするのなら，1 年でできるかもしれない」ということを話しました。

　実現したい目的によって，手段はさまざまです。そのときに，今のところで頑張るという選択もあれば，起業というキャリアの選択もあると思います。現在は多くの人が，自分がやりたいと思うような組織を創り，運営している訪問看護ステーションも増えているので，そこに転職するという選択もあるでしょう。起業という手段が，1 つの手段として当たり前になるとよいなと思っています。

　ただ，起業には責任も伴います。訪問看護ステーションは年に 1,500 か所以上開設される一方で，700 か所程度が廃止・休止しています。少し古くなり

ますが，国税庁の企業生存率調査（2019年調べ）によると，設立して10年存続する企業は6.3％，30年存続する会社は0.025％となっています。

　繰り返しますが，起業は手段です。経営者になりたいという想いではなく，こういう世の中にしたいというビジョンがあった場合，既存の組織を見て，自分の想いと近い組織があれば，そこに転職したほうがビジョンは実現しやすく，世の中をよくするという目的は達成しやすいと思います。ただ，世の中に存在している数ある存在する組織では想いが達成できない場合は，そして強い想いがあるときには，起業という選択肢を選ぶのがよいと思います。

　ここで実際に起業し，訪問看護ステーションを立ち上げた2人の言葉も紹介したいと思います。これから起業し運営していこうという人たちのエールになれば幸いです。

（藤野泰平）

## 大切なことは「自分の人生をどう生きたいか」

　私は，10年間急性期病院で勤務していました。がん看護や緩和ケアに従事していましたが，内科病棟への異動をきっかけに，高齢者医療の課題を目の当たりにしました。いわゆる2025年・2040年問題に向けて「自分に何ができるのか？」を自問自答していくなかで，地域看護に活路を見出し，訪問看護ステーションの起業を決意しました。

　正直，自分が訪問看護師になることも起業することもまったく考えていなかったので，起業した6年前には少しも予想していなかった人生が，今展開されています。

　看護師が起業できるのは，訪問看護ステーションや看護小規模多機能型居宅介護事業所だと思っていましたが，経営をしながら学んでいくなかで，「看護師」という枠にこだわる必要はなく，1人の起業家として地域や社会のためになることを考えていけばいいんだと思うようになりました。現在は，これからの時代の流れや必要とされるニーズについて考えながら，より自由な発想のなかで経営を行っています。

　私は，看護が大好きです。看護師は，かけがえのないいのちに向き合う，尊くてやりがいのある大切な仕事だと思っています。病院や施設において，求められる機能や役割のなかで働くことは素晴らしいことです。また，地域に飛び

出し，訪問看護師としてスペシャリスト，ジェネラリストを目指すことも素晴らしいキャリアだと思います。管理者やマネジャーという役割も組織を支える重要な使命があり，やりがいのある仕事です。そして，起業もこれからのキャリアの1つです。

　大切なことはキャリアを決めることではなく，「自分の人生をどう生きたいか」ということに看護師自身が向き合うことだと思います。私自身は子どもがいますので，《子どもたちに誇れる仕事をしたい》という想いで仕事に取り組んでいます。そして，《看護師が誇りをもって幸せに働けることが地域貢献にもつながる》という想いで，訪問看護事業に取り組んでいます。

　私にとって大切なのは「目の前の1人と向き合うこと」です。訪問看護は，目の前の1人に真摯に向き合い，その人の人生や幸せにかかわることができる仕事だと感じています。訪問看護をとおして，目の前の1人・働くスタッフ・地域社会の幸せに貢献できることが自分自身の喜びであり，幸せでもあります。起業は，未来を描き，未来を創っていく仕事だと思います。本書が，これから未来を創る皆さんにとって少しでもお役に立てればうれしいです。（柳澤優子）

## 失敗を恐れるな！　挑戦しないことを恐れろ!!

　いずれは自身で訪問看護ステーションを立ち上げてみたい，と思っていた時期もありましたが，訪問看護ステーションに勤務し，主任や所長といった役職がつくようになると，そんな思いを抱いていたこともすっかり忘れるくらい，多忙ながらも充実した毎日を過ごすようになりました。そうしたなかで，再び独立しようと考えたきっかけが，前職の開設20周年式典でした。

　イベントを終えたあと，自分のなかで「一区切り」がついてしまったような気がしました。ステーションのスタッフの成長も感じていましたし，ここで自分ができることは精一杯やったから，これから先は残りの看護師人生を，「自分や仲間がやりたい看護を"全力"でやる」ことに注ぎたいと思いました。20年以上訪問看護をしてきて，訪問看護の経営の難しさ，新規参入しても存続できずに休止や廃止をする事業所が多いことを知っていましたので，訪問看護ステーションを開設することの怖さはもちろんありましたが，「チャレンジして失敗したら，またチャレンジすればいい」と周囲からも背中を押していただき，訪問看護ステーションを立ち上げることにしました。

　自分で会社をつくり運営をしていくとなると，赤字続きでは継続は難しくなると考えました。構想から1年足らずで訪問看護ステーションを立ち上げたので，資金が十分にあったわけではありませんが，お金を借りることは考えていませんでした。これまで貯めてきたお金でなんとか運営していこうと決めて，準備を進めていきました。

　ステーションの開設場所は，それまで働いてきた地域（東京都中央区）に開設するか，他区にするか，非常に悩みましたが，東京都中央区に開設することにしました。今後，東京都中央区では晴海地区の人口が増えて看護のニーズが高まるだろうと感じていましたし，20年近くこの地域の月島や勝どき，晴海で訪問看護をやってきて，地域の方々に育ててもらった恩もありました。そして何より，この地域がとても好きになり，一緒に地域のことを考え・悩み・かかわりあってきたチームメンバーが好きで，これからもこの地域の在宅療養を支え続けたいと思ったからでした。

　起業による一番の収穫は，かけがえのない仲間ができて，私は1人じゃない，と気づけたことです。各々に役割を担ってもらい，組織を一からつくり上げていく面白さ，仲間を心から信頼する大切さと信頼できる仲間がいることのありがたさ，そして1つひとつ課題をクリアしていく楽しさを気づかせてもらいました。あらためて，ステーションの仲間と，支えてくださっている皆様に感謝したいと思います。そして，これから訪問看護ステーションを立ち上げたいと考えている皆様に，「Don't be afraid to fail. Be afraid not to try. ＝失敗を恐れるな！　挑戦しないことを恐れろ!!」という言葉を贈りたいと思います。

残りの看護師人生での，再チャレンジ

不安や怖さを支えてくれた仲間の存在

Don't be afraid to fail. Be afraid not to try. ＝失敗を恐れるな！　挑戦しないことを恐れろ!!

（加藤希）

## 4 決意から開設までの タイムスケジュール&やることリスト

　①起業を決意し，②開設日の目安を決めたら，表1のチェックリストを参考に，開設に向けた準備を進めていきましょう。

　また，起業を決意した日から開設までの「タイムスケジュール」と「やることリスト」を表2に示しました。最初にタイムスケジュールをつくり，やることリストを頭に入れておくと，いつ何をすればよいのか，構想〜開設にどのくらいの期間が必要なのかが理解でき，取り組み方が明確になります。

（柳澤優子）

表1　開設に向けてのチェックリスト

☐ 事業の目的を考える
☐ 開設予定地域のマーケティング
☐ 事業計画を立てる
☐ 法人名・事業所名を考える
☐ 事業所の場所を決める
☐ 自治体への開設相談に行く
☐ 登記する（法人設立）
☐ 法人印をつくる
☐ 法人用の口座をつくる
☐ 銀行や金融政策公庫との面談（融資を受ける場合）
☐ 融資を受ける
☐ 事務所の設備を整える（物品，インターネット開設，看板など）
☐ 自転車・自動車と駐輪場（駐車場）を確保する（事業所の場所を決める時点で
　 リサーチが必要）
☐ 申請書類を準備する
☐ 申請書類を提出する
☐ 開設準備（パンフレットや名刺をつくる）
☐ 開所式（を行う場合は）の準備
☐ 認定書類が届く
☐ 開業 !!
☐ 営業に回る，新規依頼がくる

**表2** 起業を決めたとき〜開設・開設後までのタイムスケジュールとやることリスト

| 起業を決めたとき（1年〜半年前）〜開設2か月前まで | | | |
|---|---|---|---|
| 起業を決意！ | 計画を立てる | | 開設の準備をする |
| ● 事業の目的を考える → Q1<br>● 理念・ミッション・ビジョン・バリューを考える → Q2 | ● マーケティング・市場調査を行う → Q9・Q10<br>● 事業開設地を決める → Q20<br>● 一緒に働く職員を募る → Q12<br>● 事業計画書を作成する → Q6<br>● 自治体に開設相談に行く → Q21 | ● 事業計画・資金計画を立てる → Q6・Q14〜Q16・Q56<br>● 税理士・社労士との連携【必要に応じて】 → Q30・Q36<br>● 法人格を決める → Q17<br>● 法人名・事業所名を決める → Q3<br>● 事業所の開設準備をする【設備・備品・書類等】 → Q4・Q29<br>● 名刺・パンフレットの作成 → Q23<br>● 労務関係法令の書類の提出【書類によりタイミングが異なる】 → Q22・Q23・Q27・Q28<br>● 運営規程の作成<br>● 重要事項説明書・契約書・マニュアルなど作成 → Q32<br>● 賠償責任保険等への加入 → Q38<br>● 職員と雇用契約を結ぶ → Q24<br>● 法人を設立する → Q17〜Q19<br>● 法人印を作成する → Q18<br>● 法人名義の銀行口座をつくる → Q15<br>● 銀行などから融資を受ける → Q18 |

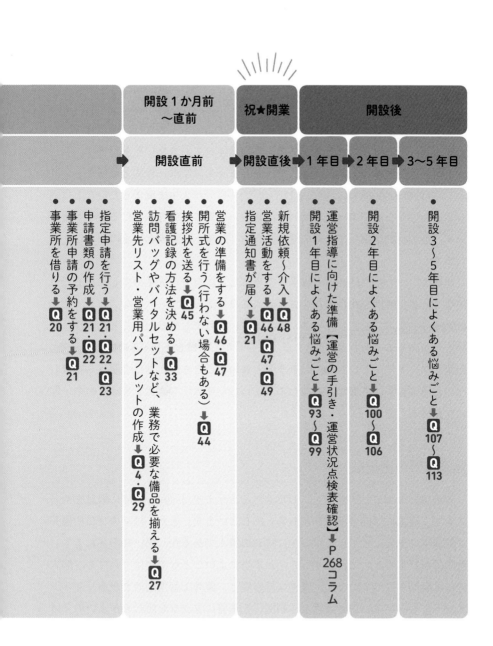

| | 開設1か月前〜直前 | 祝★開業 | 開設後 |
|---|---|---|---|
| | 開設直前 | 開設直後 | 1年目 ／ 2年目 ／ 3〜5年目 |

- 指定申請を行う →Q 20
- 申請書類の作成 →Q 21・22
- 事業所申請の予約をする →Q 21・22・23
- 事業所を借りる →Q 21

- 営業の準備をする →Q 46・47
- 開所式を行う（行わない場合もある）→Q 44
- 挨拶状を送る →Q 45
- 看護記録の方法を決める →Q 33
- 訪問バッグやバイタルセットなど、業務で必要な備品を揃える →Q 27
- 営業先リスト・営業用パンフレットの作成 →Q 4・29

- 指定通知書が届く →Q 21
- 営業活動をする →Q 46・47・49
- 新規依頼〜介入 →Q 48

- 運営指導に向けた準備【運営の手引き・運営状況点検表確認】→ P 268 コラム
- 開設1年目によくある悩みごと →Q 93〜Q 99

- 開設2年目によくある悩みごと →Q 100〜Q 106

- 開設3〜5年目によくある悩みごと →Q 107〜Q 113

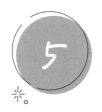

# 5 起業しないという選択肢

## 起業は手段であり，目的ではない

　これから起業しようとしている方々に対して，元も子もない話のような気がしますが，とても大切なことなので，最初に述べておきたいと思います。

　まず，起業は手段であり，目的ではありません。では，目的とは何かというと，「自分の人生でやりたいことは何か？」「自分が人生で実現したいことは何か？」ということです。この問いに向き合い，真の目的をみつけることが重要です。その目的を果たすための選択肢から「起業」を選ぶというのがよいと思います。

　起業は，いったん始めると後戻りできません。自分の人生の中心になるだけでなく，長い時間をかけてたくさんの人を巻き込みます。大変なことも，心が折れそうになることも，たくさんあります。それでもやりたいこと，実現したいことがあるのであれば，起業することを心から応援します。この本を読んで，起業しないと決めることも，起業すると決めることも，どちらの選択も応援したいと思います。本書が，あなたの人生において大切な選択をするための一助になれば幸いです。

## 起業以外の選択肢

　起業以外のキャリアビジョンもたくさんあります。私自身，実際に経営をやってきて，経営には向き不向きがあると感じています。また，経営のプロや優秀な起業家に出会うと，自分がいかに経営の素人であるか，思い知らされます。看護師が経営者として起業することが本当によいことなのかについても，個人的には疑問をもっています。優秀な経営者と，優秀で管理的能力がありマネジメントにも向いている看護師が信頼関係を基盤にタッグを組むのがよいのではないかと思うこともあります。

*「自分が本当にやりたいことは経営なのか？」*
*「経営しないと実現できないことがあるのか？」*

しつこいようですが，起業する前に何度も自問自答することをお勧めします。経営者より No.2 として強みを発揮する人もいます。起業家や経営者にならなくても，看護師としてジェネラリストやスペシャリストを目指したり，管理者として新規店舗の立ち上げに携わったり，マネジャーとして組織運営にかかわることもとても素晴らしいキャリアです。理念やビジョンに共感できる組織の中で，そのような人材を求めている組織を選んで働くことも有意義な選択肢の1つだと考えます。

自分自身に向き合い，自分の強みを活かせる生き方を選択することを心から願っています。起業で得られるものは，「自由と責任」です。良くも悪くもすべてが自分次第になります。それが，起業の魅力でもあり，リスクでもあります。また，看護師はさまざまな場所で多様な働き方ができることも魅力の1つです。看護師として自分が思い描くキャリアビジョン（表3）の中で，自分の強みを活かし，自分の人生も他者の人生も幸せにできる，地域社会に貢献できる選択ができることを願っています。 （柳澤優子）

**表3 看護師のキャリアビジョン（例）**

| 働く場所 | キャリアビジョン |
|---|---|
| ・病院<br>・診療所・クリニック<br>・施設（特養・有料老人ホーム等）<br>・訪問看護ステーション<br>・大学・看護学校等教育機関<br>・研究機関<br>・行政機関・自治体等<br>・一般企業<br>・海外 NPO・NGO<br>・その他 | ・プレイヤー<br>・ジェネラリスト<br>・スペシャリスト（専門看護師・認定看護師・特定看護師等）<br>・マネジメント職（部長・師長・管理者等）<br>・看護教員<br>・起業家・経営者<br>・研究者<br>・産業看護師<br>・国際看護師<br>・その他，副業や兼業 |

# 6 事業を継続させるために

## ❶ 本質的な「問い」に向き合い続けることが大切

　私が起業前に受講した日本財団在宅看護センター起業家育成事業のなかでとても印象に残っている講義に，藤田勝利氏によるマネジメントの講義があります。藤田氏は，ドラッカー・スクールでマネジメントを学んだ方で，経営学者ドラッカーの下記の「問い」と具体的な「5 つの質問」（表 4）について，紹介してくれました。

　　*「あなたは何をもって憶えられたいですか？（What do you want to be remembered for?）」*

—— Peter F. Drucker

### 表 4　ドラッカーの「5 つの質問」

1. われわれの事業（使命）は何か？（What is our business?）
2. われわれの顧客は誰か？（Who is our customer?）
3. 顧客にとっての価値は何か？（What dose the customer value?）
4. われわれの成果は何か？（What are our results?）
5. われわれの計画は何か？（What is our plan?）

　まだ起業していなかった当時の筆者にとって，この問いはとても難しいものでした。しかし，起業してからは何度もこの「問い」について自問自答し，見つめ直す機会をつくるようにしています。本質的な「問い」に向き合い続けることの大切さを学びました。

　そして，表 4 に示したドラッカーの「5 つの質問」の多くには，"our" という言葉が使われていますが，これは，経営はチームで実践してはじめて成果を出すことができる，ということを意味しています。この「5 つの質問」に答えるということは，スタッフ全員が自分たちの使命などを明確にしていき，仕事上の協力関係を生み出していく，そこに企業の発展があることを示しているの

です。

## ❷ 起こりがちな問題に備える―注意すべきこと

> 組織の人数が増えることで生じる課題と対策を知る

　「組織拡大の壁」といわれるものがあります。組織の規模拡大に伴い生じる課題のことで，組織の規模に応じて30人の壁，50人の壁，100人の壁といわれています（図1〜3）。多くの人が最初は少人数での運営を始めると思いますが，今後，事業の拡大に伴い生じる「壁」について知ることで，組織にもち上がるさまざまな課題を前向きにとらえて取り組むことができ，成長につなげることができると考えます。

---

**30人の壁〜個の集まりから組織へ〜**

**メリット**
▶ スピード感のある意思決定と運営
▶ 個別的な教育や働き方が可能
▶ 経営者と社員の距離が近い

**デメリット**
▶ 属人的な運営に偏りやすい
▶ ハイパフォーマンスな人材への負担

**30人の壁**
▶ 経営者と社員間のコミュニケーションが減少
▶ 入職時期の違いによる感覚のズレが生じやすい
▶ 社員数の増加による価値観の多様化

**対策**
▶ 理念，ミッション・ビジョン・バリュー（MVV）の共有
▶ 仕組みに支えられた経営体制への移行
▶ マニュアル・人事評価制度の整備
▶ コミュニケーションを促進する仕組みづくり

---

**図1　30人の壁で発生する問題と対策**

## 50人の壁〜ピラミッド型組織への移行〜

**メリット**
- ▸ 経営基盤の安定
- ▸ 採用規模の拡大

**デメリット**
- ▸ 固定費の増加
- ▸ 意思決定のスピードが低下

**50人の壁**
- ▸ 法令上の義務が増える
- ▸ 組織構造が複雑化する
- ▸ 中間管理職のマネジメントが鍵となる
- ▸ 組織の一体感が低下する

**対策**
- ▸ 経営者と中間管理職での理念の共有
- ▸ 中間管理職のマネジメント教育と質の向上
- ▸ 組織内階層構造の整備

**図2　50人の壁で発生する問題と対策**

## 100人の壁〜ピラミッド型組織の醸成〜

**メリット**
- ▸ 経営の安定・多角経営が可能
- ▸ 採用の優位性が高まる
- ▸ 業務の安定性が向上する

**デメリット**
- ▸ スピード感の低下
- ▸ 一体感の低下
- ▸ 固定費の増加

**100人の壁**
- ▸ ピラミッド組織への整備
- ▸ 人と仕組みの問題が同時に生じる
- ▸ 業務分担と権限移譲の煩雑化
- ▸ コミュニケーションコストの増加

**対策**
- ▸ 部署同士の連携・コミュニケーションの推進
- ▸ マネジメントポリシーの策定
- ▸ 専門家の力を借りる

**図3　100人の壁で発生する問題と対策**

### 働く職員1人ひとりがベンチャーマインドをもつ

　訪問看護事業を立ち上げた事業所も，ベンチャー企業です。ベンチャーマインドとは，ベンチャー企業で働く人がもっておくべきマインド（精神／心もち）のことをいいます（Q99参照）。立ち上げてからしばらくは，組織が目まぐるしく変化します。経営者だけでなく，そこで働く1人ひとりが，主体的に動くことや変化を楽しむといった，ベンチャーマインドをもつことで，一緒に働く仲間と"一体感をもって前進していける"ように取り組んでいくことが大切です。

## ❸ 事業を継続していくうえで大切な条件・心構え

最後に，事業を継続していくうえで大切だと思われる条件や心構えについてまとめます。参考にしてください。

● **何度も「理念とミッション・ビジョン・バリュー（MVV）」に立ち返る**

組織が変化していくなかで，定期的に「理念とミッション・ビジョン・バリュー」に立ち返る時間をつくりましょう。

● **「三方よし（売り手よし・買い手よし・世間よし）」を大切に**

事業運営が「三方よし（売り手よし・買い手よし・世間よし）」になっているか，定期的に確認しましょう。

● **折れない心をもつ**

たくさんの苦労や苦難が起こったときは，周りの人に支えてもらいながら一緒に乗り越えていきましょう。折れない心，諦めない心が大切です。

● **思い描く未来を想像し，共有する**

思い描く未来を想像し，具現化し，一緒に働く仲間と共有しましょう。

● **謙虚に学ぶ姿勢をもつ**

さまざまなことについて謙虚に学び続ける姿勢を大切にしていきましょう。

● **潔さをもつ**

「他人のせいにしない，言い訳しない」と決めることで，生き方が潔くなります。できることに精一杯取り組み，失敗や迷惑をかけたときには誠心誠意謝るなど，誠実な姿勢を大切にしていきましょう。

● **一緒に働く仲間への感謝を忘れない**

一緒に働く仲間への感謝をいつも忘れずに，態度や言葉で伝える機会を大切にしていきましょう。

● **経営は腕試し**

常に，自分の実力や器量が試されます。結果を出している人は圧倒的に努力していて，行動している人だと感じます。自分自身の成長が組織の成長に直結します。日々精進していきましょう。　　　　　　　　　　　　　（柳澤優子）

---

**参考文献**

・藤田勝利：ドラッカー・スクールで学んだ本当のマネジメント．日本実業出版社，2013.

## 経営者の給与（役員報酬）について

### ● もらう人ももらわない人もいる

　役員報酬とは，会社の役員に対して支払われる報酬のことです。役員報酬の金額は，会社設立から3か月以内に決めなければならず，株式会社の場合，一般的には株主総会で決議します。定期同額給与が一般的で，1年間同額の報酬が支払われます。

　訪問看護事業においては，経営者が自分で設定するケースも多いと思います。私の友人のなかには，1年間は役員報酬を設定せず私財を切り崩して経営に当たっていた人もいれば，最初からしっかり役員報酬を設定している人もいました。役員報酬を抑えてなるべく早く経営を安定させたいという考え方もあれば，最初から役員報酬を組み込んだうえで収益を見込める事業計画を立てて運営していきたいという考え方もあるということです。正解はありません。税金や社会保険も絡んでくるため，事業計画書でしっかりと見通しを立てたうえで設定することが重要だと考えます。

### ● 経営者の責任・役割・経営状況に見合った設定を

　私の場合は，起業してから3年間は同額の役員報酬を設定し，スタッフの給与よりも安い報酬でした。事業計画書を作成しながら決めましたが，経営という責任を伴う仕事に対しての対価と結果を出して，事業目標を達成したら，それに見合った報酬をそのときに設定するという気持ちでした。4年目以降は業績に応じて税理士とも相談しながら決めています。

　役員報酬の設定は，経営者の考え方によると思いますが，多すぎると経営を圧迫し，少なすぎると経営者本人のモチベーションの低下や自己犠牲の精神につながる懸念があるように思います。経営者の責任と役割，経営状況に見合った役員報酬を設定することが重要です。

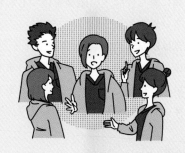

（柳澤優子）

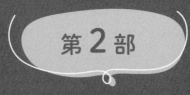

## 第 2 部

質 問 と 回 答

起業を決断した！✦

どんな訪問看護ステーションをつくりたいか？
——事業の目的と最初に考えること

### 「理念」はどのようにつくるのか？

- 組織の目的は自分の中にある
- 喜んでもらいたい人の顔を思い浮かべる
- 起業をとおして実現したいことを思い描いてみる
- 組織の存在意義を言語化する

### ◆組織の目的は自分の中にある

　起業しよう！　と決意するまでには，さまざまな不安や迷いがあると思います。特に，未経験で経営のノウハウを知らない人にとっては，当然未知の世界です。そんな未知の世界になぜ自分が一歩踏み出そうとしているのか，不安や迷いを乗り越えて起業を決意する背景には，それぞれに想いや覚悟があると思います。

　理念をつくるにあたっては，まず，なぜ自分が起業しようと思ったのか，そのきっかけとなるエピソードや出会いを紙に書き出してみるとよいと思います。そのときの衝動や感情は，自分を突き動かす大きなエネルギーとなります。なぜ起業したいと思ったのか，起業することで実現したい景色はどのようなものなのか。言葉でも絵でもよいので，一度時間をかけて向き合うことが大切だと考えます。

　これから起業していくなかで，何度も繰り返し人に語ることになります。そのなかで，自分の思いに共感してくれる人たちが集まってきます。また，これから起こるさまざまな困難のなかで，「なぜ起業したのだろう？」と立ち返る場面は幾度となく出てきます。自分を奮い立たせて起業しようと思った覚悟は，

組織を支える大きな柱になります。

「初志貫徹」という言葉がありますが，まさに始めるときのきっかけや強い想いを，何よりも大切にしてもらいたいと思います。

### ◆ 喜んでもらいたい人の顔を思い浮かべる

あなたは，誰のために起業するのでしょうか？　自分のため，地域住民のため，現場の看護師のため，地域社会のため，どれも正解だと思います。その方々が喜んでいる姿を想像してみてください。

・どのような訪問看護サービスを提供すれば，地域住民は喜んでくれるでしょうか？
・どのような職場環境があれば，働く看護師は楽しくいきいきと働けるでしょうか？
・どのような訪問看護ステーションがあれば，地域社会に貢献できるでしょうか？

身近な人や身近な場所を想像することで，イメージはより具体的になります。

### ◆ 起業をとおして実現したいことを思い描いてみる

この3つの問いかけからイメージしたものを，次は時間軸で考えてみてください。自分がこれからやりたい事業は，1年後，3年後，5年後，10年後，どんな姿に変化しているでしょうか？　自分も組織もどんどん変化し成長する存在です。また，私たちを取り巻く社会環境も急速に変化しています。そのような変化と成長を前提に絵を描いてみると，これからの自分の目指す姿，社会のなかで組織のあるべき姿が見えてきます。想像は自由です。楽しみながら描いてみてください。そして，数年後に振り返りながら，また新たな絵を描くことも楽しみになると思います。

### ◆ 組織の存在意義を言語化する

ここで紹介したようなプロセスを行うことで，「起業をとおして実現したいこと」を具現化していきます。そして次に組織が存在する「意味と価値」について考えることがとても重要となります。

「この組織が存在する意味は何か，存在する価値は何か」を言語化するのです。すると，組織が大切にしているあり方や価値観が事業の目的となり，「理念」

となります。

**一般社団法人 Life & Com の理念**

**「しあわせに生きること」**

　この「しあわせに生きること」という言葉は，線維筋痛症で長年痛みを抱え，苦しみながら生きている筆者の友人の言葉です。痛みを抱えながら生きる彼女にとっての長年の「ねがい」でもあります。

　彼女にとって「しあわせに生きること」とは，どういうことなのでしょうか。

　痛みを抱えながら歩き，今までできなかったことにチャレンジし，大切な人たちと好きなことをして過ごすこと。できないことは周りの人に助けてもらい，感謝しながら生きること。「痛みや苦しみがあること＝不幸ではない」ことを，彼女はいつも教えてくれます。

　利用者さんやその家族にとっても，働く私たちにとっても，1人ひとりが，それぞれに「しあわせに生きること」を大切に。これが一般社団法人 Life & Com の「理念」です。

（柳澤優子）

**Q2** 理念，ミッション・ビジョン・バリューの考え方は？
どうやって言語化するのか？

**A**
- 「理念，ミッション・ビジョン・バリュー」のそれぞれの定義を整理する
- 「理念，ミッション・ビジョン・バリュー」を掲げることで，内外に向けて組織の存在意義を明文化する
- 「理念，ミッション・ビジョン・バリュー」が組織の隅々まで浸透していることが重要となる

#### ◆理念，ミッション・ビジョン・バリューの定義を整理する

理念と「ミッション・ビジョン・バリュー（MVV）」は，組織が社会に存在する意義や役割を明文化したものです。書籍等により意味や位置づけが少しずつ異なりますが，本書では **図** のように定義づけて整理していきます。

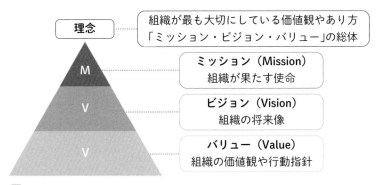

- **理念**　組織が最も大切にしている価値観やあり方「ミッション・ビジョン・バリュー」の総体
- **M　ミッション（Mission）**　組織が果たす使命
- **V　ビジョン（Vision）**　組織の将来像
- **V　バリュー（Value）**　組織の価値観や行動指針

**図　理念と MVV の関係**

#### ◆「理念，ミッション・ビジョン・バリュー」を掲げて組織の存在意義を明文化する

「理念，ミッション・ビジョン・バリュー」を掲げることで，対外的にどのような組織なのかを示すことができます。また，働く人にとっても，組織の存

在意義や使命を共有することは，同じ方向に進むための羅針盤となります。

## ニニニ　一般社団法人 Life & Com の理念，ミッション・ビジョン・バリュー

理念：しあわせに生きること

ミッション（M）：
「ホスピスのこころ」を届ける

ビジョン（V）：
いのちの営みを暮らしの中に

バリュー（V）：
信頼・自律・誠実・ホスピタリティ

### Life&Com の行動指針

| | | |
|---|---|---|
| **S**：Safety | 安全性と安心 |
| **Y**：Yourself | 相手のため |
| **M**：Myself | 自分のため |
| **H**：Hospitality | きめ細やかな配慮 |

**◆「理念，ミッション・ビジョン・バリュー」が組織の隅々まで浸透している
ことが重要**

　これから組織運営を行ううえで，理念やミッション・ビジョン・バリューは
とても重要なものになります。今後の経営目標や経営戦略，人事採用や教育，
通常業務に至るまで，一貫していること・統一性があることが重要になります。
組織づくりを行ううえではさまざまな業務があり，そのプロセスは複雑化・煩
雑化していくことが多々あります。そのような場合においても，いかなるとき
も，基本となる「理念」に基づいて仕組みやルール，マニュアルづくりを行っ
ていきます。

　組織の存在意義や目的を果たすためには，「理念，ミッション・ビジョン・
バリュー」が，働くスタッフの意識のみならず，仕組みやルールに至るまで，
隅々に浸透していることが重要になります。 （柳澤優子）

**Q 3　法人名，事業所名はどうやって決めればいい？**

**A**
- 他の企業の命名の由来を参考にする
- 法人名と事業所名を決めることは，企業にいのちを吹き込むことととらえる
- 既存法人に同じ法人名の企業がないか，商号をチェックする

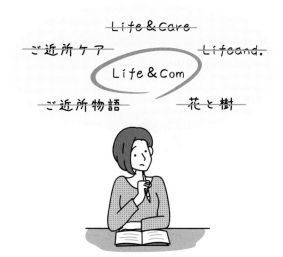

**◆他の企業の命名の由来を参考にする**

　筆者は自社の法人名と事業所名を決めるにあたり，まず自分が知っている企業の由来を調べました。頭に思い浮かぶ大企業の名前を書き出し，1社ずつ調べていきました。すると，思いが詰まった由来がある場合もあれば，耳触りのよさやデザインを重視している企業，なかには登録時にスペルを間違ってしまいそれがそのまま法人名になったという逸話のある企業まであることがわかり，肩の力が抜けたことを覚えています。どの法人名にも個性があり，その由来を知ることでより企業への愛着や親近感が湧きました。

　自由に好きな名前をつけられるというのは経営者の特権です。これからたくさんの人に知ってもらえることを夢に描きながら，経営する自分自身が愛着を

もてる名前にすることをお勧めします。

## ◆ 企業にいのちを吹き込むこと

　尊敬する先輩経営者に,「法人名と事業所名を決めることは, 企業にいのち
を吹き込むことだよ」と教えていただいたことがあります。法人名・事業所名
を決めることは, 経営者になるための最初の大仕事ともいえます。筆者にとっ
て法人名と事業所名を決める作業は, 本当に時間のかかるものでした。何でも
自由につけられるからこそ楽しい反面, 難しい。自分が起業しようと決意した
動機, どんな「ねがい」をもって会社をつくるのか, 理念やミッションは何か
を整理しながら, 法人名や事業所名の候補を思いつく限り紙に書き出しました。

　法人名と事業所名がついに決定した瞬間は, 清々しい気持ちになり, 達成感
がありました。それと同時に, こういう答えのない問いについて1つひとつ
決断をくだしていくことが経営者の役割であることを実感し, 身が引き締まる
思いでした。

## ◆ 法人名が決まったら商号をチェックする

　法人名, 事業所名が決まったら, 同じ法人名の企業がないか, 商号をチェッ
クします。同じ本店所在地で同じ商号を登記することは,法律的にできません。
本店の所在地が同じでなければ登記申請をすることは可能ですが, 地域に似て
いる商号があると「同じ会社なのかな?」と混乱を招くことや, 意図せず不正
競争防止法違反となってしまう可能性もあるため, 同一商号や類似商号は避け
るようにしましょう。

　法人名は国税庁が公表している法人番号公表サイトや法務省のオンライン登
記情報検索サービスを利用して調べることができます。また, 事業所名につい
てもインターネットで検索するなどして, 近隣に事業所名が同一・類似する事
業所がないかをチェックしましょう。

コラム
## 法人名と事業所を決めるにあたり，参考になりそうなポイント

- 自分の子どもに名前をつけるように，愛情や親しみが込められていること
- 法人名と事業所名を一緒にするか，別々にするかを決める
- 利用者・家族，居宅介護支援専門員（ケアマネジャー）が覚えるのは「事業所名」
- 事業所名を見た人が，何をしている会社か理解できる
  例）「訪問看護ステーション〇〇」「訪問看護リハビリステーション〇〇」「在宅看護センター〇〇」など
- 多店舗展開を視野に入れている場合は，事業所名＋地名にする場合もある
- 英語表記だと，読めない人がいたり覚えてもらいにくい場合がある
- 戦略として，覚えてもらいやすいように短い事業所名にしたり，検索で上位に表記されやすい「あ行」にする事業所もある

コラム
## Life & Com の由来

　筆者の場合，最終的に法人名が一般社団法人 Life & Com，事業所名が在宅看護センターLife & Com になりました。Life & Com は《いのちと共に，ある》というねがいを込めて，「いのち，暮らし，人生」などを意味する《Life》と「共に〜」を意味する接頭辞の《Com-（Co-）》を合わせて Life & Com としました。《Com-（Co-）》がつく単語には，Company，Community，Compassion などがあります。

（柳澤優子）

## ロゴや名刺やパンフレットはどうやってつくる？

- ロゴは企業の象徴となる
- 名刺やパンフレットは企業のブランディングに重要な媒体である
- 名刺やパンフレット作成のポイントをおさえる

### ◆ロゴはつくるものか？

ロゴをつくるかどうかは，経営者の自由です。ロゴはなんのためにつくるのか，つくるとしたらどのようなロゴがよいのかを考えて決めましょう。

### ◆ロゴは企業の象徴となる

筆者自身もロゴを考える際に行ったことですが，まず自分が好きな企業や有名企業のロゴを調べてみることをお勧めします。企業によりさまざまなデザインや色があり，意味があります。ロゴは企業の象徴です。有名企業のロゴは，自分でも描けるほどシンプルなものが多いことに気づきます。また，色で思い浮かぶ企業もあります。

ロゴは企業の象徴になりますので，顧客（利用者・家族）や連携先の人たちがロゴを見ただけで会社名が浮かんでくるような，シンプルで覚えやすいデザインをお勧めします。最近では，無料でロゴを作成できるサイトも複数存在します。好きなデザイナーやイラストレーターに依頼してオリジナルのロゴを作成してもらうという方法もあります。どんなデザインがよいか，どのくらい予算をかけるのか，自分で考えてつくるか，外注するのか，などを総合的に検討しながらロゴをつくりましょう。

### ◆名刺やパンフレットは企業のブランディングに重要な媒体

パンフレットは，利用者や家族向け，依頼をしてくれる居宅介護支援専門員（ケアマネジャー）や病院向け，求職者向けなど，さまざまな用途で作成することがあります。

名刺やパンフレットは企業のブランディングにおいて重要な媒体です。企業

の理念や社風が名刺やパンフレットにも浸透していると，メッセージが伝わりやすくなります。

　開設後は，ケアマネジャーの事業所や病院の入退院支援室，在宅支援診療所や地域のクリニックなど，さまざまな場所に営業に行きます。このときに名刺やパンフレットがあるとよいでしょう（Q29 参照）。

　営業の際にはまず，挨拶をしながら名刺交換を行い，自己紹介をします。名刺交換後にパンフレットを渡し，自社の基本情報やサービス内容などを説明します。名刺やパンフレットは視覚情報になるため，見る人にとってわかりやすく読みやすいことが重要です。また，名刺やパンフレットからも企業の理念や大切にしていることが伝わるようなデザインを心がけます。例えば，優しさや親しみを感じられることを大切にしている企業であれば，文字のフォントやデザインの色合いを柔らかい印象のものにするなど，受け取った人が感じる第一印象を大切にしながら作成していきましょう。

　名刺やパンフレットの作成は，アプリなどを活用し自分で作成するか，デザイナーに外注する方法もあります。開設前は準備することがたくさんあります。名刺やパンフレットの作成もその 1 つですが，予算やブランディングの位置づけ，制作にかかる時間，得意・不得意などを含めて，自分で作成するか，外注するかを決めるのもよいかと思います。

## ◆名刺作成のポイント

　名刺は，事業所や担当者を知ってもらうための大切な媒体となります。名刺を作成する際には，載せるべき情報がもれなく記載されているかを確認し，全体のデザインを考えます。また，訪問看護事業は高齢の利用者と家族に名刺を渡す機会が多いため，名前を大きくしたり，ふりがなを添えるなどの工夫をすることもあります。名刺に載せる情報としては，①氏名，②ふりがな，③介護保険事業所番号，④事業所名，⑤事業所の所在地，⑥電話・ファックス番号，⑦メールアドレスなどがあります。また，ホームページにアクセスしやすいように，QR コードを載せるなどの工夫もあります。

　経営者の場合，訪問看護業務のほかにも対外的な活動や交流をする場面があるため，訪問看護用と外部用で分ける場合もあります。

**✦パンフレット作成のポイント**

　パンフレットを作成するときには，「誰に，何を伝えたいか」を考えます。まずは，利用者・家族に事業所の基礎情報や訪問看護のサービス内容を知ってもらうことが重要です。また，連携するケアマネジャーの事業所や病院，診療所にも，事業所のことを知ってもらうための有効な媒体となります。パンフレットに載せる内容としては，①事業所名，②事業所の所在地，③電話・ファックス番号，④介護保険事業所番号，⑤ホームページ QR コード，⑥営業日・営業時間，⑦サービス内容，⑧事業所からのメッセージなどがあります。

　初めて訪問看護を利用する人も多いため，訪問看護とは何か，どのようなサービスを受けられるのかなどが記載されていることも重要です。また，事業所の強みや個性，大切にしていることなども伝えられるとよいかと思います。相手にどんな情報を伝えたいか，受け取った人がどのような印象を受けるのかを考えながら作成していきましょう。　　　　　　　　　　　　　　　　　（柳澤優子）

## SNS の活用などはどのようにすればよい？

- SNS の利用については，スタッフの個人利用に対しても教育とルール設定が必要
- 組織で SNS を利用することのメリット・デメリットを考える
- SNS を活用する目的を明確にする
- 写真や映像などの掲載に関する承諾書をとる
- 個人情報の取り扱いの重要性を知り，ルール設定を行う

### ◆SNS の利用については，スタッフの個人利用に対しても教育とルール設定が必要

　SNS は，今や多くの人が利用するコミュニケーションツールとなりました。働いているスタッフのなかにも，SNS を利用している人が多くいると思います。ここでは，主に組織における SNS の利用について紹介していきますが，スタッフの SNS 利用についても，ステーション内でルールを明確にすることが重要です。特に，訪問看護は利用者の自宅でサービスを提供するため，多くの個人情報に触れる機会があります。また，勤務時間は 1 人で過ごすことも多いため，勤務時間内に SNS を閲覧することや，利用者の個人情報に触れるような投稿がないかなどについても注意が必要です。万が一，個人情報が漏洩した場合には，法律的な罰則だけでなく，個人・組織としての信用を失うことにつながります。個人情報の取り扱いに対するスタッフ 1 人ひとりの意識と倫理観を高めるために，勉強会や研修会への参加を促すなど，組織として取り組んでいきましょう。

### ◆組織で SNS を利用することのメリット・デメリットを考える

　組織として SNS を活用するメリット・デメリットについては，以下のようなものがあげられます。

**メリット**

- **訪問看護について広く知ってもらえる機会となる**

・どんな人が働いているのか，組織の雰囲気が伝わる

・看護やリハビリテーションの様子を視覚的にイメージできる

・SNSを通じてのつながりを実感できる

・新規依頼の獲得やSNS経由での採用につながる

　訪問看護は，家の中でサービスが提供されるため，なかなかイメージが湧きにくいという現状があります。筆者のステーションも，SNSの活用を始めてから，「子どもも訪問看護の対象になるんだ」「訪問看護師さんってこんなことをしてくれるんだ」など，実際の写真と文章をあわせて読むことにより，訪問看護のイメージが湧いたというお声をいただきます。また，「和気藹々としていて楽しそう」など，どんなスタッフが働いているのか，どんな職場の雰囲気なのかなどを知ってもらえる機会になります。

　近年は，ご依頼いただいた利用者の家族があらかじめホームページやSNSをチェックし，当ステーションを選んでくださるという機会も増えてきました。また，SNSを通じて，見学や求職希望者の連絡も増えています。

　個人的にとてもうれしく思っていることは，利用者の家族やサービスを終了したご遺族とのつながりです。直接お会いしてお話しする機会は少なくても，「いいね」やコメントをくださることもあり，SNSをとおしてのつながりや交流が継続していくことはメリットであると感じています。

### デメリット

● **個人情報流出のリスク**

　デメリットとしては，個人情報流出のリスクがあるということに尽きると思います。個人情報が流出することにより，利用者と家族が不快な思いをしたり，不利益を被ったり，尊厳を傷つけられることがあってはなりません。個人情報に触れる機会の多い訪問看護というサービスの性質上，そのリスクを0にするように十分に気をつけていく必要があります。また，繰り返しになりますが，個人情報が流出することで，利用者・家族に迷惑がかかるだけでなく，個人・組織に対して法的な責任が生じ，社会的な信用を失うことにつながります。組織が大きくなればなるほど，そのリスクや影響は大きくなるため，個人情報の取り扱いに対する管理やルールは，徹底していくことが重要です。

### ◆SNSを活用する目的を明確にする

　このようなSNSのメリット・デメリットを整理したうえで，組織として

SNS を活用するかどうかを決めます。その際には，SNS を活用する目的と誰に対して発信したいかを明確にすることが重要です。「訪問看護を広く知ってもらいたい」「訪問看護の魅力を伝えたい」「地域住民や訪問看護に興味がある看護師に見てもらいたい」など，目的とターゲットを明確にすることで，どのような発信を行っていくか，発信に対してどのような効果を期待するかなどを明確にしていきます。

　また，誰がいつ行うかも重要です。筆者のステーションでは，開業当初は管理者・開設者である筆者が行っていましたが，現在は広報活動の一部として，SNS の担当者を決めて行っています。目的を大切にしながら楽しく行うことが一番ですが，スタッフは通常業務の合間に行うため，スタッフの負担感と効果のバランスをみていくことも，継続のためには重要になります。

#### ◆ 写真や映像などの掲載に関する承諾書をとる

　筆者のステーションでは，入職するスタッフ及び利用者・家族に対して，「SNS（ソーシャルネットワークサービス）や学会発表への写真・映像等の掲載について」という同意書を作成しています（表1）。お互いの信頼関係を基盤として承諾を得ることが重要ですが，文書にして目的や使途などを明確にしたうえで承諾をもらい，保管しています。講演会や学会発表，広報誌やブログなどに写真等を掲載する場合には，承諾書をもらっていてもそのつど相談すること，掲載後でも削除の申し出は可能であることなどを説明しています。SNSだけでなく，講演会や学会発表などでも，写真があることでリアリティや説得力が増す場面も多いため，利用者・家族の理解と協力のもと，個人情報を適切に管理しながら活用していくことを大切にしています。

#### ◆ 個人情報の取り扱いの重要性とルール設定

　日本看護協会がホームページで紹介している「看護職のための自己学習テキスト」の中の「個人に関する情報と倫理」という項目において，次のようなことが記されています。

　近年，インターネットが普及し，知りたい情報をすぐに調べることができるようになった反面，個人情報の漏洩に関するトラブルが増えています。日本では，個人情報を適切に取り扱い，個人の権利を守るため，「個人情報の保護に

関する法律(個人情報保護法)」が制定されています。また，看護職は個人情報以外にも，公開されることを望まない私的な事柄であるプライバシーに関連した情報を得ることも多くあります。保健師助産師看護師法においても，看護職は業務上知り得た人の秘密を漏らしてはならないことが述べられており(第42条の2)，これに反した者は，6か月以下の懲役又は10万円以下の罰金に処されます(第44条の3)。ほかにも，刑法(第134条1項)，母体保護法(第27条)，精神保健及び精神障害者福祉に関する法律(第53条)，感染症の予防及び感染症の患者に対する医療に関する法律(第73条)などにおいて，業務上知り得た人の秘密を保持しなければならない旨が罰則とともに定められています。[1]

　筆者のステーションではこれらに対応するため，前述のように写真・映像への同意書(表1)のほか，スタッフ用にSNS掲載同意書(表2)を作成しました。
　看護師には守秘義務があります。個人情報を取り扱っているという意識の欠如によりSNSに投稿してしまうことや，個人情報が掲載されていることに気づかぬまま投稿してしまったなどということが起こらないように，十分な注意が必要です。職員1人ひとりに対する個人情報の取り扱いに関する教育と，組織単位でのルール設定が重要になります。　　　　　　　　　　(柳澤優子)

**引用文献**
1)　日本看護協会：個人に関する情報と倫理. https://www.nurse.or.jp/nursing/practice/rinri/text/basic/problem/kojinjyoho.html (2023年7月11日閲覧)

**表1** 写真・映像等への同意書（例）

令和　　年　　月　　日

ご利用者・ご家族様 各位

在宅看護センターLife & Com
管理者 柳澤 優子

<u>SNS（ソーシャルネットワークサービス）や学会発表への写真・映像等の掲載について</u>

　時下、ますますご清栄のことと心よりお慶び申し上げます。
　また、日頃より在宅看護センターLife & Comをご利用頂き、弊社運営への理解・ご協力を賜り心より御礼申し上げます。
　団塊の世代が後期高齢者を迎える2025年が迫り、超高齢社会、そしてコロナ禍で、在宅医療や訪問看護の需要は年々増している状況です。一方で、訪問看護の知名度はまだまだ低く、今まで関わったご利用者様・ご家族様からも、「訪問看護というサービスがあることを知らなかった」「もっと早く知りたかった」というお声を頂戴することがあります。
　そのようなご意見を頂戴するにあたり、弊社では、年齢を重ねたり病気や障害があっても地域で安心して暮らし続けられるように、地域・社会に向けて訪問看護サービスや訪問看護師の活動について、多くの方に知っていただくことが重要だと感じております。
　そのために、講演や学会発表、インターネット媒体（instagram、Facebook等各種SNS）を通して、ご利用者様やご家族様と訪問看護師との日常的なやりとりや訪問看護・訪問リハビリの様子を写真や映像にて紹介していきたいと考えております。
　一人でも多くの方に趣旨をご理解いただき、様々な場面での発信にご賛同頂けましたら幸いです。ご協力の程よろしくお願い申し上げます。

※掲載後でもご本人様やご家族様の申入れで削除依頼があった場合は対応いたします。

------------------------------------------------------------------------------------

<u>写真・映像等に関する掲載同意書</u>

令和　　年　　月　　日　　　　　　　　　氏名：＿＿＿＿＿＿＿＿＿＿＿＿＿＿

　　　　　　　　　　　　　　　　　　　　代理人：＿＿＿＿＿＿＿＿＿＿＿＿＿

上記について、掲載することを（　　承諾します　　承諾しません　　）
　　　　　　　　　　　　　　　　　　　※どちらかを○で囲んでください

備考：＿＿＿＿＿＿＿＿＿＿＿＿＿＿＿＿＿＿＿＿＿＿＿＿＿＿＿＿＿＿＿＿
・「顔出しNG」など掲載に際し注意点やご要望等ございましたら備考欄にてお知らせください

## 表2　スタッフ用 SNS 掲載同意書(例)

SNS 掲載同意書

在宅看護センターLife & Com
代表理事 柳澤 優子 殿

貴社で就労するにあたり、貴社の事業活動、職員研修、広報活動等のために、写真・動
画・画像等を使用して制作するホームページ、インターネット等における広告物、印刷
物、SNS 等の展示に使用されることを同意いたします。

また、使用するもの、期間については、貴社に一任することに同意いたします。

令和　　年　　月　　日
氏名　　　　　　　　印

## 事業計画書とはどのようなものなのか？

- 事業計画書とは，創業者の夢を実現するための具体的な計画書のこと
- 事業計画書は，組織のビジョンを具現化する位置づけとして立案するものと，銀行などの借入の際に提出するためのものがある
- 事業計画書では，創業者の起業の動機だけでなく，必要資金と資金調達の方法，事業の見込みなどについて，具体的な数字で示していく必要がある

### ◆事業計画書とは

事業計画書（創業計画書などともいわれます。表）とは，創業者の思い描いているものを実現するための具体的な計画書のことをいいます。事業計画書には，創業の動機，サービス内容，自己資金や資金調達方法，事業の見通しなどを具体的数値も含めて記載していきます。自らのビジョンを具体的にするために作成する計画書ですが，銀行などから借入を行う際には必ず必要となります。

### ◆事業計画書に記載する内容（例）

①創業の動機
- ・なぜ起業を決意したのか，起業することによってどのように社会貢献をしたいのかなどについて記載します

②経営者の経歴
- ・学歴・職歴などを記載します

③サービスの内容
- ・提供するサービスの内容について具体的に記載します
- ・また，セールスポイントや売上シェアが複数にわたる場合には，その内訳も記載します

④取引先・取引関係者
- ・販売先，仕入れ先，外注先などを記載します

⑤従業員数
・起業時の従業員数を記載します

⑥借入の状況
・借金やローンの状況を記載します
・銀行などから借入を行う場合，個人の信用情報が確認されます。また，面談の際には，自己資金の確認もあります

⑦必要資金と資金調達方法
・主な必要資金は，設備費用と運転資金に分けられます
・設備費用は，立ち上げに際して必要となる設備や物品，車両などにかかる資金です。運転資金は，開設初期の運転資金（家賃・駐車場代，人件費など約5か月分）になります。事業計画書を作成する段階で，家賃や車両代などは見積書などを準備し，正確な数値を記載します
・資金調達は，自己資金，自己資金以外の借入者名（例えば，親族や友人など）とその金額，銀行からの借入希望額などを記載します

⑧事業の見通し
・起業当初の売り上げから軌道に乗るまでの損益計算書（Profit and Loss Statement：PL）を作成します（Q56参照）。
・訪問看護は，介護報酬，診療報酬が約2か月遅れで入金となるため，キャッシュフロー計算書でみていくことが重要です（Q56参照）。

　起業後も，定期的に事業計画の進捗状況を確認し，見直しや修正を行っていく必要があります。経営者は，損益計算書やキャッシュフロー計算書を見ながら，税理士などと相談しながら，事業計画や事業戦略を考えていきます。

（柳澤優子）

表　事業（創業）計画書

## 創 業 計 画 書

〔令和　　年　　月　　日作成〕

お名前＿＿＿＿＿＿＿＿＿

**1　創業の動機**（創業されるのは、どのような目的、動機からですか。）

|  | 公庫処理欄 |
|---|---|
|  |  |

**2　経営者の略歴等**（略歴については、勤務先名だけではなく、担当業務や役職、身につけた技能等についても記載してください。）

| 年　月 | 内　容 | 公庫処理欄 |
|---|---|---|
|  |  |  |
|  |  |  |
|  |  |  |
|  |  |  |

| 過　去　の 事 業 経 験 | ☐事業を経営していたことはない。<br>☐事業を経営していたことがあり、現在もその事業を続けている。<br>　　（⇒事業内容：　　　　　　　　　　　　　　　　　）<br>☐事業を経営していたことがあるが、既にその事業をやめている。<br>　　（⇒やめた時期：　　　　　　年　　　月） |
|---|---|
| 取 得 資 格 | ☐特になし　☐有（　　　　　　　　　　　番号等　　　　　　　） |
| 知的財産権等 | ☐特になし　☐有（　　　　　　　　　　☐申請中　☐登録済） |

**3　取扱商品・サービス**

| 取 扱 商 品 ・ サ ー ビ ス の 内 容 | ①　　　　　　　　　　　　　　　　　　　　　（売上シェア　　％） |
|---|---|
|  | ②　　　　　　　　　　　　　　　　　　　　　（売上シェア　　％） |
|  | ③　　　　　　　　　　　　　　　　　　　　　（売上シェア　　％） |

|  |  | 公庫処理欄 |
|---|---|---|
| セールスポイント |  |  |
| 販売ターゲット・ 販 売 戦 略 |  |  |
| 競 合・市 場 な ど 企業を取り巻く状況 |  |  |

**4　取引先・取引関係等**

| | フリガナ<br>取引先名<br>（所在地等（市区町村）） | シェア | 掛取引 の割合 | 回収・支払の条件 | 公庫処理欄 |
|---|---|---|---|---|---|
| 販売先 | （　　　　　　　　　） | ％ | ％ | 日〆　　　日回収 | |
| | （　　　　　　　　　） | ％ | ％ | 日〆　　　日回収 | |
| | ほか　　　社 | ％ | ％ | 日〆　　　日回収 | |
| 仕入先 | （　　　　　　　　　） | ％ | ％ | 日〆　　　日支払 | |
| | （　　　　　　　　　） | ％ | ％ | 日〆　　　日支払 | |
| | ほか　　　社 | ％ | ％ | 日〆　　　日支払 | |
| 外注先 | （　　　　　　　　　） | ％ | ％ | 日〆　　　日支払 | |
| | ほか　　　社 | ％ | ％ | 日〆　　　日支払 | |
| 人件費の支払 | 日〆 | | 日支払（ボーナスの支給月　　　月、　　　月） | | |

（つづく）

☆ この書類は、ご面談にかかる時間を短縮するために利用させていただきます。
なお、本書類はお返しできませんので、あらかじめご了承ください。
☆ お手数ですが、可能な範囲でご記入いただき、借入申込書に添えてご提出ください。
☆ この書類に代えて、お客さまご自身が作成された計画書をご提出いただいても結構です。

## 5 従業員

| 常勤役員の人数<br>（法人の方のみ） | 人 | 従　業　員　数<br>（3ヵ月以上継続雇用者※） | 人 | （うち家族従業員）<br>（うちパート従業員） | 人<br>人 |
|---|---|---|---|---|---|

※ 創業に際して、3ヵ月以上継続雇用を予定している従業員数を記入してください。

## 6 お借入の状況（法人の場合、代表者の方のお借入）

| お借入先名 | お使いみち | | | | | | お借入残高 | 年間返済額 |
|---|---|---|---|---|---|---|---|---|
| | □事業 | □住宅 | □車 | □教育 | □カード | □その他 | 万円 | 万円 |
| | □事業 | □住宅 | □車 | □教育 | □カード | □その他 | 万円 | 万円 |
| | □事業 | □住宅 | □車 | □教育 | □カード | □その他 | 万円 | 万円 |

## 7 必要な資金と調達方法

| | 必要な資金 | 見積先 | 金　額 | 調達の方法 | 金　額 |
|---|---|---|---|---|---|
| 設備資金 | 店舗、工場、機械、車両など<br>（内訳） | | 万円 | 自己資金 | 万円 |
| | | | | 親、兄弟、知人、友人等からの借入<br>（内訳・返済方法） | 万円 |
| | | | | 日本政策金融公庫　国民生活事業<br>からの借入 | 万円 |
| | | | | 他の金融機関等からの借入<br>（内訳・返済方法） | 万円 |
| 運転資金 | 商品仕入、経費支払資金など<br>（内訳） | | 万円 | | |
| | 合　　計 | | 万円 | 合　　計 | 万円 |

## 8 事業の見通し（月平均）

| | 創業当初 | 1年後<br>又は軌道に乗った<br>後（　年　月頃） | 売上高、売上原価（仕入高）、経費を計算された根拠をご記入ください。 |
|---|---|---|---|
| 売　上　高 ① | 万円 | 万円 | |
| 売上原価 ②<br>（仕入高） | 万円 | 万円 | |
| 経費 人件費 (注) | 万円 | 万円 | |
| 家　　賃 | 万円 | 万円 | |
| 支払利息 | 万円 | 万円 | |
| その　他 | 万円 | 万円 | |
| 合　計 ③ | 万円 | 万円 | |
| 利　　益<br>①－②－③ | 万円 | 万円 | （注）個人営業の場合、事業主分は含めません。 |

## 9 自由記述欄（アピールポイント、事業を行ううえでの悩み、希望するアドバイス等）

これまでのご経験や事業内容の詳細が分かる計画書など、参考となる資料がございましたら、併せてご提出ください。

（日本政策金融公庫　国民生活事業）

**Q 7** 利用者・家族，他職種，また，看護師から選んでもらえる事業所になるには？

**A**
- サービスを受ける利用者・家族，依頼をくれる連携機関，働く看護師のそれぞれのニーズを探る
- 選んでもらえる事業所になるには，それぞれが求める「価値」を提供することが必要となる

◆**サービスを受ける利用者・家族，依頼をくれる連携機関，働く看護師のそれぞれのニーズを探る**

まず，以下の質問について考えてみてください。

①あなたがサービスを利用する利用者・家族だとしたら，どのような訪問看護事業所に入ってもらいたいと思いますか？

回答欄

②あなたが訪問看護に依頼するケアマネジャーや主治医，病院の退院支援看護師の立場だとしたら，どのような訪問看護事業所に依頼したいですか？

回答欄

③あなたがこれから訪問看護師として働きたいと思ったときに，どのような訪
　問看護事業所で働きたいと思いますか？

```
回答欄



```

　この問いかけに対して，どのような回答になったでしょうか？　回答には，
自分がこれから運営をしていくうえで大切にしたいポイントが書かれているの
ではないでしょうか？

### ◆利用者・家族の立場で考える

　例えば，自分が高齢になって病気と老いを抱えながら不自由な暮らしをする
とき，がんの末期で死が迫りながら残された時間を過ごすとき，大切な家族に
介護や看護が必要になったとき，どんな訪問看護事業所，どのような看護師に
来てもらいたいと思うでしょうか？

　訪問看護では，子どもからお年寄りまで，さまざまな疾患や障がい，多様な
ニーズをもつ人々が対象になります。これから立ち上げる事業所は"誰に"届
けたいものなのか，対象者を具体的にイメージできるとよいでしょう。そのう
えで，その人々に喜んでもらうためには，どのようなサービスを提供できれば
よいでしょうか？　まずはそのイメージを具体的にすることで，大切にしたい
看護(やリハビリテーション)について考えていきます。

### ◆依頼をくれる人の立場で考える

　例えば，自分が訪問看護事業所に依頼をする立場だとしたら，どんな事業所
に依頼したいと思うでしょうか？

　訪問看護事業所に依頼をくれる連携先は，居宅介護支援専門員（ケアマネ
ジャー）や主治医，病院の退院調整を担う専門職（退院支援看護師やソーシャ
ルワーカーなど）になるケースが多いです。

　例えば，ケアマネジャーの立場であれば，医療用語などをわかりやすく噛み
砕きながら，医療職の立場から一緒にケアマネジメントを考えたり，密に連携

を図ってくれる事業所には依頼しやすいかもしれません。主治医の立場であれば，緊急対応時にフットワーク軽く動いてくれる事業所や，フィジカルアセスメントに基づいて的確に報告・連絡・相談をしてくれると安心して任せられると感じるのではないでしょうか。また，病院の退院調整を担う専門職であれば，急な退院調整に柔軟に対応してくれる事業所や，円滑に退院調整を進めていける事業所であれば依頼しやすくなります。小児看護や在宅緩和ケア，精神看護など，力を入れている領域があれば，事業所の強みや特徴として認知してもらえることで選んでもらえるようになるということもあります。

### ◆働く人の立場で考える

　例えば，あなたが求人希望者だとしたら，どんな訪問看護事業所で働きたいと思うでしょうか？　職場の雰囲気や給与・雇用形態，勤務時間や休日はもちろんのこと，臨床経験が少ない看護師の場合には，教育体制が整っているかは重要なポイントです。子育てと両立しながら働きたい看護師にとっては，柔軟な働き方が可能かどうかも選択のポイントになります。その企業が求めている人材について明確にすることで，採用時のミスマッチを防ぐことにもなります。

　このように，それぞれの立場から「選びたい」と思ってもらえるような事業所になるには，それぞれにどのようなニーズがあるかを探り，そのニーズに応えるためにはどうすればよいか，ということを具体的に考えていくことがヒントになります。

### ◆選んでもらえる事業所になるには，それぞれが求める「価値」を提供することが必要

　筆者は起業してから，自社が提供している「価値」とは何か，について考える機会が増えました。自社に求められている価値には，「安心感」や「信頼できること」「親切丁寧」「柔軟性がある」など，さまざまなものがあります。その1つひとつに耳を傾け，「私たちは訪問看護事業をとおして，どのような価値を提供しているのか」について考えていくことは，とても重要です。

（柳澤優子）

## 看護のこと以外に必要な知識・スキルは？

- 看護以外に必要な知識はたくさんある
- 大切なことは，自分が「井の中の蛙」であることに気づき，謙虚に学び続けること

### ◆謙虚に学び続ける姿勢が大切

　筆者は看護学校を卒業してから10年間，急性期病院に勤務していました。ずっと同じ病院の病棟・外来勤務だったので，退職後さまざまな業界の人に出会い，見聞を広げていくなかで，いかに自分が「井の中の蛙」だったかということを思い知らされました。訪問看護では，看護師としての知識・技術・経験はもちろんのこと，さまざまな価値観や多様な生き方を尊重できる人間力やビジネスマナーも必要となります。

　表に，起業する人がプレイングマネジャーであることを前提に，さまざまな角度から必要な知識や技術についてまとめてみました。自分が「井の中の蛙」であることを忘れずに，謙虚に学び続ける姿勢が大切です。特に，経営者になってからは，日々，実践と失敗と学びの連続です。多くの人と出会い，たくさんの本などを読み，学びを実践していくことで日々成長していきましょう。

（柳澤優子）

### 表　訪問看護を起業する人に必要な知識や技術

| | |
|---|---|
| 訪問看護師として必要な知識や技術 | ● 地域包括ケアシステムの構築と地域共生社会の実現に向けた自治体の動きの把握<br>● 地域で暮らす対象となる人への全人的・多面的な理解<br>● さまざまな話題に関心を示せる知的好奇心<br>● フィジカルアセスメントと基礎看護技術<br>● 利用者を生活者としてとらえ，本人の暮らしや生き方を尊重する姿勢<br>● 幅広い世代と幅広い領域に対応できる看護実践能力<br>● 療養上の世話のプロフェッショナルであること<br>● ジェネラリストであり，スペシャリストであること<br>● 臨床家として学び続ける姿勢 |

（つづく）

| | |
|---|---|
| 訪問看護事業の管理者として必要な知識や技術 | ● 看護実践能力<br>● 物事を客観的にとらえる力<br>● 自分自身の感情のコントロール<br>● リーダーシップ（ボトムアップとトップダウンの使い分け）<br>● 仕事をやり遂げる責任感<br>● 利用者・家族，他職種，スタッフと良好な関係を築けるコミュニケーション能力<br>● あらゆる状況に対応できる柔軟性と調整能力<br>● 訪問スケジュールやスタッフのシフト，急な欠勤などにも対応する現場のマネジメント力<br>● 介護報酬，診療報酬に対する理解<br>● 営業・広報活動の知識と実務<br>● 採用・教育・育成の体制づくり<br>● 経理・労務などバックオフィス業務全般の実務<br>● 他者に委ねる力・他者と協力する力 |
| 経営者として必要な知識や技術 | ● ビジネスマナー<br>● 時流を読む力<br>● 情報収集能力・情報処理能力<br>● 決断力<br>● タイムマネジメント<br>● タスク管理<br>● 経営に関する基礎知識<br>● 仕組みやフレームワークをつくる力<br>● 組織のマネジメント能力<br>● 他者に強みと弱みを見せられること<br>● 自分の限界を理解して他者への協力を求められること<br>● 潔さ（言い訳しない，他人のせいにしない，いざとなったら頭を下げることができる誠実さ）<br>● 鋼のメンタル（折れない心）<br>● 感謝する心と謙虚な姿勢 |

**2　最初に具体的に準備しなければいけないことは？**
　**―マーケティング・立地や資金など**

どこでやるか？

**9　マーケティングについて教えてください**

- マーケティングとは，顧客にとって価値のあるサービスを提供する
  仕組みの構築や活動のことである
- マーケティングでよく出てくる用語について理解する必要がある
- マーケティング戦略を考えるうえで有用なフレームワークを知る

**◆マーケティングとは，顧客にとって価値のあるサービスを提供する仕組み
の構築や活動のこと**

　マーケティングとは，顧客にとって価値のあるサービスを提供する仕組みの
構築や活動のことを指します。そのためには，「顧客とは誰か」「顧客が求めて
いるニーズや価値は何か」「自社が提供する価値とは何か」「どのように届ける
のか」を考えることが重要です。

**◆マーケティングでよく出てくる用語について理解する**
● **内部環境と外部環境**

　内部環境とは，「人，モノ，金，情報，時間」など，自社を取り巻く内部の
環境を指します。内部環境は「コントロールすることが可能」という特徴があ
ります。

　一方，外部環境とは，経済，政治，時代背景，トレンドなど，自社を取り巻
く外部の環境を指します。内部環境に影響を与えるものです。
● **外部環境におけるマクロとミクロの視点**

　外部環境をとらえる際には「マクロ環境」と「ミクロ環境」があります（図1）。

①マクロ環境：

　広く全体的な視点でとらえることであり，政治，経済，社会，法律など世の中の大きな動きを指します。マクロ環境は自社に間接的に影響を与えるものであり，「自社ではコントロールできないもの」ということが特徴です。

②ミクロ環境：

　小さな視点・身近な視点でとらえることであり，自社の働きかけにより影響を与えられる範囲のものを指します。

● **鳥の目・虫の目・魚の目**

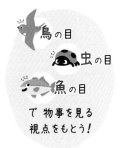

　世界は常に変化しています。内部環境・外部環境（ミクロ・マクロ）の視点で，マーケティングや事業戦略を考える際には，「鳥の目・虫の目・魚の目」で見ることが大事だといわれています。鳥のような目で空のように高く広いところから俯瞰して見ること，虫のような目で目の前のことを小さく細かく見ること，魚のような目で流れや時流を読むことが大切であるという意味です。日頃から多角的な視野で物事をとらえることを意識していきましょう。

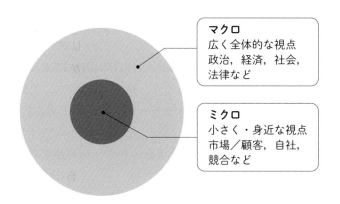

**マクロ**
広く全体的な視点
政治，経済，社会，
法律など

**ミクロ**
小さく・身近な視点
市場／顧客，自社，
競合など

**図1　マクロ環境とミクロ環境**

**◆さまざまなマーケティングの手法**

　起業して初めてマーケティングを学ぶ人もいると思います。マーケティングにおいて大切なキーワードや視点を知ることで，社会情勢を知ることの必要性を理解したり，自社にできることに集中して戦略を考えることにつながります。

Q35 もあわせて確認してみてください。

● **マクロ環境を分析する（PEST 分析）**

「Politics（政治）」「Economy（経済）」「Society（社会）」「Technology（技術）」の頭文字をとって，PEST 分析（図2）といいます。図2 にあがっている内容等をリンクさせながら，訪問看護に影響を与えそうな要点を考えていきます。

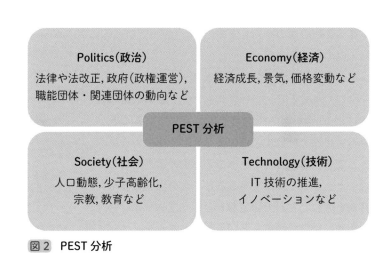

**図2　PEST 分析**

● **ミクロ環境を分析する（3C 分析）**

3C とは，経営環境における「自社（Company）」「市場／顧客（Customer）」「業界／競合（Competior）」の 3 つを指します。3C 分析の目的は，「事業を成功させるための重要成功要因（Key Succsess Factor：KSF）」を導き出すことです（図3）。

● **自社を取り巻く外部環境・内部環境を分析し，強みや弱みを把握する（SWOT 分析）**

SWOT 分析は，自社を取り巻く周辺環境を分析し，強みと弱みを把握するフレームワークです。「強み（Strength）」「弱み（Weakness）」「機会（Opportunity）」「脅威（Threat）」の 4 要因について分析します（表）。表 にあげた視点やフレームワークを活用しながら，マーケティングを進めていきます。　　　　（柳澤優子）

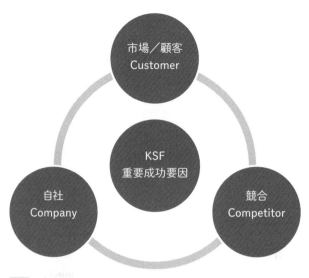

図3 3C分析

表 SWOT分析

| | プラス要因 | マイナス要因 |
|---|---|---|
| 内部環境 | **強み(Strength)**<br>・柔軟な働き方ができる(副業OK・直行直帰など)<br>・20代のスタッフが多く,フットワークが軽い<br>・在宅緩和ケア・フットケアに強い<br>・土日・祝日営業(他社との差別化) | **弱み(Weakness)**<br>・スタッフの人数が少ない<br>・教育体制の未整備<br>・採用体制の未整備 |
| 外部環境 | **機会(Opportunity)**<br>・500床規模の病院が3つある<br>・人口増加都市であり,高齢者人口も増加傾向 | **脅威(Threat)**<br>・最寄駅から遠い(徒歩15分)ため,地元密着型採用が必要<br>・訪問看護ステーション増加<br>・近くに大規模ステーションあり(競合の可能性?) |

(2018年の筆者のステーション開業当時の場合)

**Q 10**

**市場調査する際に必要な視点は？**

**A**
- マクロの視点でとらえる：地域包括ケアシステムと地域共生社会
- ミクロの視点でとらえる：自治体ごとの介護保険事業計画
- ミクロの視点でとらえる：訪問エリアと競合を把握することも必要である

#### ◆ マクロの視点でとらえる：地域包括ケアシステムと地域共生社会

　私たちを取り巻く環境をマクロの視点でとらえるとき，これからのわが国の姿や国が目指す方向性を理解することは大変重要なことです。まずは，地域包括ケアシステムと地域共生社会について整理してみましょう。

　わが国は，諸外国に例をみないスピードで高齢化が進行しています。

　約800万人の「団塊の世代」が75歳以上となる2025年は，「超・超高齢社会」になり，医療や介護の需要は今よりさらに高まり，社会保障費の急増が予想されています。これがいわゆる2025年問題です。厚生労働省では，2025年を目処に，高齢者の尊厳の保持と自立生活の支援のもとで，可能な限り住み慣れた地域で，自分らしい暮らしを人生の最後まで続けることができるよう，地域の包括的な支援・サービス提供体制，地域包括ケアの深化・推進が進められてきました。

　さらに今後，「団塊ジュニア世代」が65歳以上となる2040年には，少子高齢化が進展し，労働人口が激減して労働力不足が深刻になるだけでなく，年金や医療費などの社会保障費も増大することが予想されています。これを2040年問題といいます。

　高齢化のなかで人口減少が進行しているわが国では現在，福祉ニーズも多様化・複雑化しています。そのことを踏まえ，制度・分野ごとの「縦割り」や「支え手」「受け手」という関係を超えて，地域住民や地域の多様な主体が参画し，人と人，人と資源が世代や分野を超えてつながることで，住民1人ひとりの暮らしと生きがい，地域をともに創っていく「地域共生社会」の実現を目指しています。

#### ◆ ミクロの視点でとらえる：自治体ごとの介護保険事業計画

　介護保険事業計画は，介護保険法第116条第1項に基づき，各自治体が策定する介護保険事業にかかる保険給付の円滑な実施を確保するための計画です。各自治体は3年ごとに3年を1期とする計画の策定が義務づけられており，市町村が策定する「市町村介護保険事業計画」と，都道府県が策定する「都道府県介護保険事業支援計画」があります。

　市町村介護保険事業計画では，自治体ごとに，計画の概要，日常生活圏域の設定と現状，高齢化の状況，介護保険を取り巻く状況，社会情勢を踏まえた新たな課題，取り組むべき重点的事項，基本構想などの計画が策定されています。

　都道府県介護保険事業支援計画では，計画の概要，高齢者を取り巻く状況，施策の展開などの計画が策定されています。

　訪問看護事業も，このような介護保険事業の枠組みの1つであるため，開設しようとしている都道府県や市町村の介護保険事業計画を把握することが，市場調査するうえで大切な視点となります。

#### ◆ ミクロの視点でとらえる：訪問エリアと競合を把握する

　開設予定地での訪問手段や訪問エリアによっても，市場を定める視点が変わってきます。自転車での訪問であれば，開設予定地域の日常生活圏域に関する高齢化率，高齢者人口，今後の施策等をみていく必要があり，あわせてエリア内の訪問看護事業所の有無などを確認します。一方，車で訪問する場合には，市町村単位などもう少し広い視点でのマーケティングを行っていきます。

　小児領域や精神領域を強みとして展開する訪問看護ステーションでは，対象となる利用者や連携する医療機関，競合する訪問看護ステーションの存在について調査します。地域のリソースが足りていない状況（または将来的に足りなくなる状況）であれば，近くにある訪問看護事業所は競合対象ではなく，良好な協力・連携体制を構築することも可能になります。

　1事業所あたりで対応する利用者数を決めておくことも重要です。そのうえで，1か所の訪問看護ステーションとして「顧客が見込めるかどうか」「顧客の創造が可能かどうか」を検討していくとよいかと思います。また，一緒に働く職員の採用についても，働く職員の居住地や通勤方法などを想定して，開設予定地を検討していくことが重要となります。　　　　　　　　（柳澤優子）

**参考文献**

・厚生労働省：2040 年を見据えた社会保障・地域共生社会. https://kouseikyoku.mhlw.go.jp/tohoku/gyomu/bu_ka/tiikihoukatsu/documents/000124682.pdf（2023 年 7 月 11 日閲覧）
・厚生労働省：地域共生社会のポータルサイト. https://www.mhlw.go.jp/kyouseisyakaiportal/ （2023 年 7 月 11 日閲覧）
・厚生労働省：第 9 期介護保険事業（支援）計画 の作成準備について. https://www.mhlw.go.jp/content/12301000/000971136.pdf（2023 年 7 月 11 日閲覧）

誰とやるのか？

**起業する看護師もスタッフとして働くべきか？**

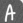

- まずは資金繰りとの相談になる
- 代表者が訪問看護を初めて行うなら，はじめはスタッフとして働くべきである
- 一定規模になると，管理者を別に立てるほうがよいため，そのような事態も想定しておく

### ◆ まずは資金繰りとの相談になる

　代表者が看護師である場合，訪問看護を提供することで，収入を得ることができます。また，訪問をしたほうが，累積の赤字額を抑えることができます。社長業に集中すると，組織運営をよりスムーズに行うことができますが，代表者以外に常勤換算で2.5人の看護師を採用する必要があるため，累積赤字が大きくなります。代表者が訪問看護を行うと，代表者を看護師の常勤換算に入れることができるので，そういった意味でも，起業時は代表者が管理者となり，かつ訪問看護従事者を兼務して，訪問看護を提供するほうがよいといえます。

### ◆ 代表者が訪問看護を初めて行うなら，はじめはスタッフとして働くべき

　代表者として事業を深く理解することは，組織運営をするうえでとても重要です。代表者が訪問看護の経験がないのであれば，まずはスタッフとして働くべきです。スタッフの仕事を自ら経験することで，訪問看護サービスについて，利用者が何を求めているのか，連携先の反応などについて知ることができ，サービス価値を向上させる方向性などを確認できます。また，スタッフの成長支援も行いやすくなります。代表者が看護師である場合，訪問看護を自ら行えることは，大きなアドバンテージ（強み）です。

**◆一定規模になると，管理者を別に立てるほうがよいため，そのような事態も想定しておく**

　また，ビジョンによっても違いますが，複数店舗の運営を考えているのであれば，いずれかの段階で，管理職に現場を任せ，代表者は社長業に集中しなければならないタイミングがきます。「訪問看護が好きだ」という思いがあったとしても，訪問現場と社長業の2足のわらじを履くことで，時間も力も分散してしまうリスクがあります。規模が大きくなると，社長業の重要度・緊急度が上がります。人事，労務，財務，ケアの品質管理，採用，育成，営業，広報など，組織を運営していくうえで必要なことは多岐にわたるからです。

　組織の規模が大きくなる前は，代表者が管理者を兼務することも多いため表面化しないこともありますが，管理者がその役割を果たせないと，まわりまわって，スタッフや利用者が不利益を被ってしまいます。会社という船がきちんと運航できるように，また，社長という役割に集中するために，あらかじめ管理者候補の採用と育成を，創業期から考えておくとよいでしょう。　　（藤野泰平）

## 開設時の採用の考え方とポイントは？

> ・開設時に給与や福利厚生等，魅力的な組織力をもって採用すること
>   は難しい
> ・知り合いを中心に採用をしていく
> ・代表者を看護師としての常勤換算に入れることで，よりやりやすく
>   なる
> ・いろいろなところに求人募集を出す

### ◆開設時に給与や福利厚生等，魅力的な組織力をもって採用することは難しい

　開設時は，組織としての信頼がまだ低い状態といえます。開設から10年以上経っている信頼がある組織に比べると，この組織は大丈夫か，倒産しないのかと，求職者からすると漠然とした不安があって当然です。もちろん，具体的な給与や福利厚生，働き方についての魅力が相対的に低いという可能性もありますが，投資できる組織の体力が違うため仕方がない部分も一定あります。

　したがって，このような開設時に採用をすることには難しさがあるのですが，もともと代表者の人柄や成し得たいビジョンを知っている人であれば，たとえ福利厚生等は低くても，今後の組織の伸びしろに共感してくれ一緒に働いてくれるかもしれません。そういった意味で，開設時は，知り合いを採用していく（リファラル採用）ことが効果的だと思います。

### ◆知り合いを中心に採用をしていく

　代表者が知人に対して，どのような地域を創りたいと思っているのか，どのような利用者にどのようなケアをしたいのか，どのようなケア提供体制を考えているのか，そういった未来を語ることが大切です。たとえ，今はなくても，信じてもらうしかありません。

　そのときに大切なのは，代表者の人柄や，その想像する未来が相手にとって魅力的かどうか，本当にそれを実現できそうだと思ってもらえるかどうかです。なぜその仕事をするのか，自分の言葉で語れるように練習をすることも大切です。

### ◆代表を看護師としての常勤換算に入れることで，よりやりやすくなる

　組織運営を実際に開始して，訪問看護を実践する事実ができあがると，見学に来てもらうなど採用がしやすくなります。訪問看護をすると決めたら，スタートを早く切ったほうがよいです。そのためには，代表者が訪問看護ステーションで働き，実働職員として常勤換算に入ることが，初期においては特に効果的であるといえます。

### ◆いろいろなところに求人を出す

　そもそも求職者と話をする機会をもてなければ，自分たちが目指す未来や，なぜこの組織は存在しているのかを伝えることはできません。そういった意味で，求人募集を出しておくことは重要です。自社のホームページでの求人募集はもちろん，求人情報サイト，ハローワークやナースセンター等に情報を出しておきましょう。ただ，その求人募集や情報発信でスタッフが決まるなどとは思わず，その求人募集等をきっかけに応募者の人たちと話すチャンスを得て，そこで自分たちが何を目指しているかを知ってもらう，と思っておくほうがよいでしょう。

（藤野泰平）

**Q13**

### 事務職員を最初に雇うべきか？

- ◎ 人件費率の課題がまずあることに注意する
- ◎ 訪問看護事業は保険制度に則った事業であるため，開設者も制度への深い理解が必要となる
- ◎ 煩雑な事務手続きも，実際に行うことで失敗もしながら学んでいくことができる
- ◎ 実際の経験から：①開業初期は雇わなくてもよいが，戦略や管理者の考えによる。②事務職員がいることで看護業務に集中できるが，立ち上げのときは経営に響く。しかし，③事務職員が縁の下の力持ち・大切なパートナーであることは確かである

### ◆人件費の課題がまずあることに注意する

　事務職員を雇うと，毎月決まった支払いが生じ，固定費が高まります。しかし，新規の利用者が増える見込みがまだわからない時点で固定費を増やすということは，資金が底をつきやすくなることを意味しています。そこで，はじめは利用者が少なくて事務作業量も小さいため，事務作業は開設者など自分たちで行い，毎月利用者を紹介してもらえると一定の見込みがついた段階で，事務職員の雇用を考えるというくらいがよいかもしれません。例えば，初期メンバーで売上高が損益分岐点を超えたあたりが，事務職員を雇う目安といえます。

　しかし，はじめから事務職員を雇うという方法で成果を出している事業所もあります。実際の経験談も紹介しますので，開設時の参考にしてください。

### ◆訪問看護事業は，開設者も制度への深い理解が必要となる

　訪問看護事業は，介護保険制度を例にあげると，訪問看護指示書をもらい，ケアプランに位置づけられることでケアが提供できます。そして，そのケア提供実績を介護支援専門員（ケアマネジャー）に報告するとともに国保連合会にレセプトを提出すると入金があり，利用者に自己負担分を請求する，という制度になっています。このような流れを開設者らもよく理解しておくことが，今

後事業を展開するうえで役立つと考えておくとよいでしょう。

　開設者や管理者らが自ら座学などで学習をして，請求事務などの仕組みを理解しようとしてもいいのですが，まずは実際にどのような書類があり，それをもらうためにはどのようなルールがあるのか，加算ができる条件を確認したり，レセプトを提出するなど，請求に関する一連の事務作業を開設者らがはじめは行ったほうが，より制度などについて理解できるようになると思います。

　一連の請求業務について開設者や管理者がしっかりと理解できていれば，ケアマネジャーや医師と連携をするときに，頼られる存在になる可能性もありますし，今後事務職員を雇用するときに，ビジネスプロセスを理解していれば，どのような部分を事務職員に任せるのかがはっきりしやすいと思います。

　事務職員を雇用して事務をすべて任せれば，請求に関する管理者の仕事が終わるというわけではありません。仕事を任せて働きぶりを確認し，正当に評価をしていく，そのプロセスを構築する必要があります。そのときに，事務の仕事の詳細をわかっていなかったら，どのように事務仕事に関する成果を規定してマネジメントするのか，難しくなるでしょう。

#### ◆煩雑な事務手続きも，実際に行うことで失敗もしながら学んでいく

　事務手続きについては不安もあるかもしれませんが，前述した流れが基本ですので，業務フローを明記して，それぞれにマニュアルをつくることでわかりやすくなります。保険請求についてはわかりにくいこともあると思いますが，社会保険支払基金や国保連合会に相談すると教えてくれます。失敗しながらでも学ぶことで，しっかりとした理解につながると思います。　　　　　　（藤野泰平）

#### ◆実際の経験から

　ここでは，開設初期に事務職員を雇わなかった事業所と，開設時から雇用した事業所のそれぞれの考え等を紹介します。どちらが正解というわけではありませんが，参考にしてください。

> ● **開設初期は雇わなくてもよいが，戦略や管理者の考えによる**
> 　筆者は，開設当初は事務職員を雇わず，電話対応やレセプトは管理者（自分）が行い，事務作業なども一緒に開業したスタッフと行っていました。理由としては，開設初期の人件費の削減と，利用者も少ない時期に事務作

業も含めた訪問看護業務全般の把握と実践能力を身につけるためです。

　筆者自身，訪問看護事業の管理・運営は初めてだったので，知識としての勉強はしていても開設してやりながら覚えることが多く，自分で一通りの業務をやってよかったと思っています。また，開設当初は新規依頼の電話が多いため，ケアマネジャーや医師と密にコミュニケーションを図るうえでも，管理者を窓口にしたことはよかった点といえます。開設して半年後に非常勤の事務職員を雇用しました。訪問件数の増加とともに事務作業が増えてきたため，徐々に事務職員を増やしていきました。

　事務作業と一言でいっても，訪問看護業務にかかる直接的な看護以外の業務は多岐にわたります。また，訪問件数の増加及びスタッフの入職など，ステーション規模の拡大とともに事務作業はどんどん増加していきます。それに伴い，電話対応や売上・給与にかかわるような大事な作業を請け負ってくれる事務職員は，訪問看護にとって大切なパートナーです。

　事業所の規模によっては，開設して数年が経っていても事務作業を管理者が行ったり，スタッフで役割分担をしながら作業するという事業所もあります。事業計画のなかで，どのくらいのペースで事業規模を拡大するのか，それによって生じる事務作業を誰が請け負うのか，雇用せずにアウトソーシングや作業効率化するツールを探すことも手段の1つです。

　筆者のステーションでは，直接的な看護以外の間接業務を事務職員が請け負うことで，看護師・セラピストが本来の業務に集中でき，残業時間も少なく，効率よく働くことができています。一方で，看護師やセラピストが情報入力やレセプトなどに直接かかわる機会が少ないため，診療報酬・介護報酬の理解不足や訪問看護業務の全体像を把握できていないという課題もあることから，入職時のオリエンテーションや訪問件数が少ないうちに事務作業にも従事するなどの取り組みを進めています。

　組織が大きくなるにつれて必ず出てくる課題ですが，増えていく業務を誰が担うのか，役割と裁量と責任を誰にどのように委ねていくのか，その際の人件費などのコスト面と費用対効果を考えながら決断していくことが重要です。

（柳澤優子）

● **事務職員がいることで看護に集中できるが，立ち上げのときは経営に響く**

　筆者は，開設時から事務職員を雇用しました。それは，長年訪問看護ステーションで働いていて，事務職員の大切さを身に沁みて感じていたからです。

　訪問看護の仕事は訪問して看護をしていればいいわけではなく，サービス担当者会議への出席や退院調整，医師やケアマネジャーなど多職種との連携や調整，地域住民からの相談など，事務所にいると電話はひっきりなしに鳴ります。それらをすべて看護師がこなすことは困難です。事務職員は，看護師が訪問で外出しているときも，利用者やその家族，医師や多職種からの電話に丁寧に応えてくれます。急ぎの案件は看護師に連絡をしたり，訪問看護報告書や計画書の送付，訪問看護の実績をケアマネジャーに送付したり，たくさんの書類をカルテにまとめたりします。また，訪問看護指示書の指示期間の確認や居宅サービス計画書は揃っているかなど，書類に不備がないようにしてくれています。

　筆者のステーションでは，新規の契約の際は必ず事務職員に同行してもらい，事務職員が契約書の説明などを行っています。そうすることで，看護師は安心して看護に集中できます。現在は常勤2名，非常勤2名の計4名の事務職員を雇用しています。もちろん，事務職員を雇用すると，その分の給与や社会保険料を支払わなければなりませんので，起業したてのときは経営面で大変かもしれません。しかし，最初から一緒に働くことで，事業所のミッションやビジョンをより理解してもらえるので，筆者はメリットのほうが大きいと感じています。

　日々目まぐるしく忙しい職場ですが，事務職員はいつも笑顔で看護師を支えてくれています。暑い日に帰ってくると，「暑かったでしょう」と冷たい麦茶を，寒い日には「寒かったでしょう，お疲れさま」と部屋を暖めてくれています。本当に，ステーションになくてはならない，まさに縁の下の力持ちなのです。

（加藤希）

## 資金計画

**資金はどの程度必要か？**

- 毎月のコストはどのくらいかかるかを確認する
- 開設前に行政申請時点までにかかる費用を確認する
- 診療報酬や介護報酬は 2 か月後に入金されるということをおさえておく
- 現金は多めにもっておくほうがよい

### ◆毎月のコストはどのくらいかかるかを確認する

　毎月出ていくお金はどの程度必要でしょうか。訪問看護事業の月次の大きな支出は，人件費と家賃（事業所と駐車場）です。また，訪問看護ステーションを立ち上げるには，看護職常勤換算 2.5 人が必要です。そのため，2.5 人分の人件費と家賃を計算しておくと概算できるでしょう。会社は，社会保険料を従業員と折半していますので，その分も人件費として計画に組み込みましょう。

### ◆開設前に行政申請時点までにかかる費用を確認する

　訪問看護ステーションは，法人格がないと行うことができません。そのため，まず法人をつくる必要があります（株式会社の場合は 1 か月程度）。また，法人ができた後に，訪問看護ステーションとして，都道府県に指定を受ける必要があります。指定は，【毎月月末までの申請で翌々月 1 日指定】となることが多いです（3 か月程度）。

　このように，法人を立ち上げて，訪問看護の指定を受けるために，4 か月程度かかる可能性がありますので，その分の家賃や，早めに人を雇用するのであれば，その人件費について考えておく必要があります。

### ◆診療報酬や介護報酬は 2 か月後に入金される

　診療報酬や介護報酬は，ケアを提供した翌々月に入金される仕組みになっています。例えば，4 月にケアを提供した場合，5 月にレセプト請求を行うと，

5 月下旬に自己負担分の入金があり，6 月下旬に保険分が入金されます。

　資金繰りを考えるときには，この 2 か月の遅れがあることを計算に入れておくことが重要です。

### ◆現金は多めにもっておくほうがよい

　開設前の費用，開設後の毎月の費用を考えて，ケア提供の 2 か月後に入金されるルールを加味すると，最低，開設後 6 か月程度は資金が賄えるようにすることがよいと考えます。そう考えると，事業者の規模にもよりますが 1000 万円程度は必要でしょう。

　ただし，現金がなくなってしまうと倒産してしまう危険性が高いことから，開設当初は現金を多めにもてるのであればもっておくことが，事業継続を考えると重要です。借入をする場合も同様ですが，借りることが可能であれば，予定の資金よりも 1.5 倍程度借りてもよいと考えています。　　　　　　（藤野泰平）

**法人設立から借入先との面談，入金までの流れを教えてください**

◦ 主な資金調達先とそれぞれの特徴をおさえる
◦ 日本政策金融公庫の入金までの流れを紹介する

### ◆資金調達先別の特徴とお勧めの借入先

　初めて法人を立ち上げるときは実績がありません。お金を貸す側の気持ちに立ってみると，本当にこの人はうまくいくのか，貸した資金はちゃんと返済してもらえるのか，そういったことが気になると思います。つまり，そういったことを証明するための事業計画書の作成が必要になります。

　資金の調達先・調達方法は，大きく分けると，日本政策金融公庫，銀行，助成金，クラウドファンディングがあります。

　日本政策金融公庫は，国が運営している金融機関です。実績がない法人でも融資を受けられる可能性が高いうえ，金利も低い機関です。ただし，審査には事業計画書や資金繰り計画等が必要になります。筆者のお勧めも日本政策金融公庫で，開設間もないときは，日本政策金融公庫への融資依頼が成功率も高く，金利も低いため，よいと考えています。

　銀行は，事業規模にかかわらず，一般的な融資をしてくれます。しかし，実績がない場合は，日本政策金融公庫よりも融資基準が厳しい印象があります。まずは，いつも取り引きがある銀行に問い合わせてみましょう。

　助成金は近年減ってきていますが，訪問看護ステーションを立ち上げるときに助成する仕組みがある自治体もあります。自治体の情報を調べてみるとよいと思います。

　クラウドファンディングは，専用のサイトに「プロジェクトや事業企画」などを発表し，賛同してくれる人から資金を募る方法です。原則，集まった資金を返済する必要はありません。近年増えてきている方法ではありますが，確実性は乏しいと思われるため，選択肢の1つとして考えるくらいがよいと思います。

## ◆入金までの流れ

　日本政策金融公庫の例で説明したいと思います。大きな流れは，①日本政策金融公庫に必要書類送付→②公庫から面談日の連絡→③面談→④融資決定→⑤入金→⑥返済開始となります。

　申し込みは，書類郵送でもインターネットでも可能です。申し込みをして1〜2週間程度で担当者との面談となることが多く，日時や場所，必要な書類については担当者から事前に連絡がきます。

　面談後1〜2週間ほどで審査の結果が出ます。融資が決定すると必要書類が送られてくるため，それに記載し，返送すると数日で指定口座に振り込まれます。

　その後，返済がスタートします。遅延がないように，自動振替等にしておくとよいでしょう。返済に遅れをきたすと，追加融資等が必要な場合に不利になる可能性があるため，必ず口座に資金があるようにチェックをして，運用しましょう。

　申し込みをしてから入金まで1か月程度はかかるため，逆算して資金繰りを考えるとよいでしょう。　　　　　　　　　　　　　　　　　　（藤野泰平）

**資金をどこに投入するのがよいのか？**

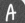

- 資金は有限であることを強く意識する
- 売り上げを上げるために投資する
- 優先度が高い投資先を考えていく

#### ◆資金は有限であることを強く意識する

　当然のこととして，資金は無限にはありません。有限だからこそ，優先的にどこに投資をするのがよいかを考える必要があります。会社は資金が切れると倒産します。このことをしっかりと認識して投資先を考える必要があります。

#### ◆売り上げを上げるために投資する

　投資資金を，事務職員を雇うことに使うのか，看護スタッフを充実させることに使うのかなど，考え方はいろいろあります。投資資金をどこに投入するかは手段であり，目的はビジョンの実現です。訪問看護ステーションは，利用者にケアを提供して喜んでいただき，収入が入る仕組みです。

　単純な話ですが，売り上げが上がらないと会社は倒産します。倒産するとスタッフの生活も守れませんし，利用者にケアを提供し続けることもできません。売り上げを上げるためには，限られた資金をどこに優先的に投資するか，常に優先順位を考えることが大切です。

#### ◆優先度が高い投資先を考えていく

　まずは，選ばれるステーションになるためによいケアを提供すること，仕事につながることに投資をすることが重要です。ビジョンの実現に向けてよい人材を採用すること，また教育に投資することで，地域の他のステーションと差別化ができ，選ばれる訪問看護ステーションになっていく可能性が高まります。

　また，選ばれるためには，自分たちのことを知ってもらう必要もあります。そのために，挨拶回り時間を使ったり，広報のためにチラシをつくったり，SNS やホームページを整理することも有効です。　　　　　　　　　（藤野泰平）

## 法人設立の手続き

## 17 法人格を決定しよう

- 訪問看護業界は株式会社が多い
- 法人格別のメリット・デメリットを確認しておく

### ◆訪問看護業界は株式会社が多い

訪問看護ステーションの設置主体は，「2021（令和3）年介護サービス施設・事業所調査」によると，営利法人（会社）が59.2％でもっとも多く，ついで医療法人が21.9％，社団・財団法人が6.7％となっています。また，NPO法人は1.4％です。

### ◆法人格別のメリット・デメリット

医療法人の理事長は原則，医師または歯科医師でなければならない（医療法第46条の6）となっているため，看護師の開業という文脈において，ここでは医療法人に関する説明は割愛します。その他の主な法人格に関するメリット・デメリットを確認し，自らが立ち上げるにあたり，どれがよいか考えてみてください（表）。

（藤野泰平）

**表　訪問看護ステーション開設における法人格別のメリット・デメリット**

| | メリット | デメリット |
|---|---|---|
| 営利法人（会社） | 数週間で立ち上げが可能。活動は定款にすれば幅広く可能。設立者1名で始めることができる | 社会的な信用が他の法人と比べると低い |
| 一般社団法人 | 数週間で立ち上げが可能 | 設立者2名以上が必要。理事任期は基本的に2年 |
| NPO法人 | 税制面での優遇があり，寄付金等や行政からの委託を受けやすい | 立ち上げに6か月程度かかる。活動内容が特定非営利活動促進法の20分野に制限される。利益配分ができない |

### 法人印を作成することは必要？

- 代表印がなくても法人登記は可能だが，実務的にはまだ必要なことが多い
- 印鑑の種類には代表者印・銀行印・角印がある
- いろいろな印鑑業者で購入でき，セットもある

**◆代表印がなくても法人登記は可能だが，実務的にはまだ必要なことが多い**

「経済財政運営と改革の基本方針2020」などにより，政府全体の押印の見直しがなされ，商業登記手続についても押印の見直しが行われています。2021（令和3）年2月15日より，オンラインで登録申請を行う場合は，印鑑の提出は任意になりました。ただし，いろいろな取り引き実務において，従来どおり押印を求められるケースは多々あるので，代表印は準備するほうが現実的だといえます。

**◆印鑑の種類には代表者印・銀行印・角印がある**

● **代表者印**

法務局に印鑑登録する実印です。法務局に登録するときの印鑑届書には，「印鑑の大きさは，辺の長さが1cmを超え，3cm以内の正方形の中に収まるものでなければなりません」との記載があるため，この範囲内に収まるようにしましょう。一般的には18mm程度の丸印であることが多いです。

● **銀行印**

その名のとおり，銀行の口座を開設する際に必要となる印鑑です。銀行取引の際に使用し，代表者印でも代替は可能ですが，銀行取り引きの際に，代表者印などを紛失したり，悪用されたりするリスクを分散するために，銀行取り引き専用の印鑑をつくったほうがよいでしょう。

● **角印**

一般に「会社印」「角判」などとも呼ばれる角型の印鑑です。角印は，請求書などに押印される非常によく使う印鑑であり，個人における認印のような位

置づけです。代表者印でもよいですが，使用頻度も多く，紛失や悪用のリスク
も高まることから，代表社印は使用しないほうがよいでしょう。なお，角印に
はサイズの制限は特にありません。

### ◆いろいろな印鑑業者で購入でき，セットもある

　印鑑は業者から購入でき，代表者印・銀行印・角印がセットになっているも
のもあります。印鑑の大きさは，「銀行印＜代表者印＜角印」となるようにつ
くるのが一般的です。

　書体や印鑑の素材については好みですが，長年の業務に支障のないよう，耐
久性の高いものをお勧めします。　　　　　　　　　　　　　　　　（藤野泰平）

**Q19** 登記する場所を決めるには？

- 登記するときの注意点をおさえておく必要がある
- 登記ができる場所は決まっている

**◆登記するときの注意点**

　法人登記した住所は，法務局に行けば誰でも閲覧ができます。そういった意味で，自宅を登記すると防犯上のリスクがあるため注意が必要です。

　また，取り引き先からみると，マンションに登記をしていると取り引きがしにくいと思うかもしれませんが，訪問看護事業をスタートさせるときの取り引き先はそこまで見ることはあまりないため，多くは問題ありません。

　ただし，登記した場所を変更する場合は，手数料が10万円近くかかることもありますので，先を見据えて登記しましょう。

**◆登記ができる場所は決まっている**

　登記する会社の本店所在地は，所有している自宅，会社設立が認められている賃貸契約物件の所在地等であれば，どこでも登記することができます。

　費用があまりない立ち上げ時は，事務所を借りたときに登記もあわせて行うことができるか，オーナーに確認するのがよいでしょう。難しいといわれた場合は，レンタルオフィスを活用すると，月額数千円で借りることができるところもあり，立ち上げ時に向いています。

（藤野泰平）

## 事業所の開設場所を決定しよう

- 行政申請時のルールを順守する
- 訪問エリアと採用のしやすさを考えて決定する（都市部と地方の違いをおさえる）
- スタッフが増えてきたら，引っ越しという選択肢もある

### ◆行政申請時のルールを順守する

　訪問看護は制度事業ですので，制度を順守する必要があります。マンション等で行う場合は，事務所（事業所）可能という場所でないと営業することができません。また，事業所を営業してはいけない場所もあったりします。この場所で行いたいと目星がついたら，契約する前に行政に相談に行きましょう。契約をした後で使えないということになると，費用が無駄になるため注意が必要です。

　貸し手の立場に立てばわかるのですが，住宅では消費税がかからない場合がほとんどですが，事業所として貸すと消費税がかかってしまいます。そういった意味で，人気の物件はあえて事業所として貸さないケースがあります。いずれにせよ，オーナーとの相談になるため，事業の目的や周辺住民への配慮等を伝えて理解してもらえるようにしましょう。

### ◆訪問エリアと採用のしやすさを考えて決定する―都市部と地方の違いをおさえる

　事務所（事業所）の場所を決めるときに重要なのは，訪問エリアに移動しやすいかどうか，スタッフを採用しやすいかどうかです。

　訪問エリアについては，周囲にショッピングモールや大きな公園があれば，事業所から同心円の範囲内に訪問できない場所が増えてしまいますし，ショッピングモールがそばにあり自動車訪問であれば，道が混みやすく時間をロスしてしまうこともあるかもしれません。どのエリアに訪問するかを決めて，アクセスしやすい事業所の場所を選びましょう。

　採用のしやすさは，その地域の採用候補者がどのような通勤経路を想定しているかによって違ってきます。東京都内であれば，車通勤よりも電車やバスを使った通勤が多いため，公共交通機関の近くに事業所をつくったほうがよいといえます。逆に地方では，車通勤が当たり前の地域もあり，そういった地域では，駅近で高い家賃を払うよりも，駅から離れていても駐車場の台数をしっかり確保できるほうがよいといえるかもしれません。このように，地域の当たり前を把握して，採用に強い立地の事業所を選びましょう。

### ◆スタッフが増えてきたら，引っ越すという選択肢もある

　はじめから大きな物件を契約すると，ランニングコストが多くかかってしまいます。まずは10人ほどが入れる場所を選び，それ以上の人数となったら引っ越しをするか，2店舗目を出すなど，選択できるのがよいと思います。3人しか入れない場所の場合は，組織として体力がつく前に引っ越しや2店舗目を検討しなければならず，といって，30人くらい入る事務所をはじめから借りるのはオーバースペックでランニングコストがかかりすぎます。筆者のお勧めは，スタート時は10人くらいは入れるところを想定しておく，ということになります。

（藤野泰平）

申請の準備

指定申請の流れについて教えてください

● 各自治体に開設相談に行く
● 開所日から逆算して計画を立てる
● 指定申請の流れをおさえる

## ◆各自治体に開設相談に行く

　開設する場所や開設時期が決まったら，都道府県（または指定都市・中核市）の介護保険担当部署の担当者に事前相談を申し込みます。訪問看護ステーションの開設計画についてプレゼンテーションを行い，申請手続きの流れなどについても確認します。また，市町村の介護保険担当者や高齢者医療の担当者にも連絡し，事前に開設の相談を行います。事業者指定の要件（基準）を確認し，指定申請を受けるための準備を進めていきましょう。

## ◆開所日から逆算して計画を立てる

　開所日を設定します。開設するための人員が揃わなかったり，事業所が決まらずに開所予定日が延びるということもありますが，物件の契約を締結すると月々の家賃が発生してしまうため，事業所の場所が決定したら速やかに申請手続きを進めていきます。開設に向けてやることや開設までの主な流れは，第1部4の 表1・2 （p.15〜17）を参照してください。

## ◆指定申請の流れについて

　指定申請の流れについては，開設予定地の自治体の指定申請手続きの文書に必ず従って進めるようにしてください。自治体によっては新規開設事業所は事前に開設前の研修やセミナーを受けなければならないこともあります。また，開設日までに指定申請が受理されるためには，開設予定日の1〜2か月前までに指定申請書類の提出が必要になります。申請は予約制になっている自治体が多く，予約の受付開始日も開設予定日の2〜3か月前と決まっているところが

多いです。指定申請の流れや指定に必要な書類などについては，自治体ごとに文書でまとめられていますので，確認して申請準備を進めていきましょう。

- **指定申請で必要なもの（例）**

　指定申請で必要なものや申請の流れは，自治体ごとに異なる可能性があるため，必ず開設予定地の自治体の申請要項に従ってください。

・指定居宅サービス事業者指定申請書
・申請者の登記事項証明書の原本（3 か月以内のもの）
・訪問看護・介護予防訪問看護事業所の指定にかかる記載事項
　【事業所】名称・所在地，電話番号・FAX・Email
　【従業員】勤務形態一覧表（シフト表）：運営規程の員数と一致していること
　【利用者の推定数】申請月における利用者の推定数
・従業員の勤務体制及び勤務形態一覧表
・従業員の資格表の写し
・訪問看護ステーション管理者の免許証の写し
・事業所の平面図【設置基準に沿っているか】
　　事務室・相談室・手指消毒の配置場所・感染症予防に必要な設備など
　　備品：電話，FAX，鍵付きの書庫（カルテなど個人情報を保管する）
・運営規程（料金表を含む）
・利用者からの苦情を処理するために講じる措置の概要
・法人代表者等誓約書
・申請手数料
・返信用封筒
・介護給付費算定にかかる体制等に関する届出
・介護給付算定にかかる体制等状況一覧表
・各種加算の届出様式
・賃貸借契約書の写しまたは建物の登記事項証明書の原本
・従業員の雇用が確認できる書類の写し
・賠償責任の加入を証明する書類　　　　　　　　　　　　　　（柳澤優子）

---

**参考資料**
かながわ福祉サービス振興会：介護情報サービスかながわ．https://www.rakuraku.or.jp/kaigo2/60/lib-list.asp?id=54&topid=2（2023 年 7 月 11 日閲覧）

## 訪問看護ステーション開設書類の作成，申請について気をつけることは？

- 書類の内容に不備がないかに気をつける
- 申請漏れがないように注意する

### ◆書類の内容に不備がないかに気をつける

指定申請までの準備は，やるべきこと，準備するべき書類などが多くあり，また，事業所の改修・修繕などを行う場合には，その工事期間なども含めて計画を立てなくてはならず，スケジュール的にもタイトになります。指定申請の際に書類の不備があると，申請が通らず，開設予定日に開所できないという可能性もあります。スケジュール管理・タスク管理をしっかり行い，書類の不備や記載漏れなどがないように準備を進めていきましょう。

### ◆申請漏れがないように注意する

訪問看護事業は，介護保険と医療保険制度に基づきサービスを提供します。訪問看護事業の指定申請は，介護保険の指定を取得すれば医療保険の指定も取得できる「みなし指定」という制度があります。注意が必要なのは，医療保険における各加算算定のための届出は，地方厚生局に申請が必要ですので，忘れずに行うようにしましょう。

その他，以下のような指定医療機関の申請もありますので，利用者を受ける前に必要に応じて申請を行います。指定を受けていないと公費の請求ができません。

・生活保護法等指定医療機関の申請・届出
・労災保険指定訪問看護事業者指定申請
・被爆者一般疾病医療機関指定申請
・指定自立支援医療機関(精神通院医療)指定申請
・指定自立支援医療機関(育成医療・更生医療)指定申請
・指定小児慢性特定疾病医療機関指定申請　　　　　　　　　　　　　（柳澤優子）

## Q23　運営規程はどのように作成すればよい？

**A**

- 運営規程とは，訪問看護事業所が定めなければならない運営についての重要事項に関する規程である
- 定められた項目に沿って作成し，各自治体に提出する
- 運営規程に修正があった際には，その旨を届け出る必要がある

### ◆運営規程は定められた項目に沿って作成する

運営規程は，表のようなことを定めることとされています。

### 表　運営規程

　指定（介護予防）訪問看護事業所ごとに，事業所名称及び事業所所在地といった基本情報のほか，次に掲げる事業の運営についての重要事項に関する規程（以下，「運営規程」という。）を定めなければなりません。
ア．事業の目的及び運営の方針
イ．従業者の職種，員数及び職務の内容
ウ．営業日及び営業時間
エ．訪問看護サービスの内容及び利用料その他の費用の額
オ．通常の事業の実施地域
カ．緊急時等における対応方法
キ．虐待の防止のための措置に関する事項
ク．その他運営に関する重要事項（従業員の研修機会の確保，衛生管理，従業者（従業者であった者を含む。）の秘密保持，苦情処理，事故発生時の対応など）

神奈川県高齢福祉課：指定介護保険事業者のための運営の手引き　訪問看護/介護予防訪問看護. p.18, 令和5年6月版.（https://kaigo.rakuraku.or.jp/search-library/lower-3-3.html?id=541&topid=10 より）（2023年7月11日閲覧）

### ◆運営規程は提出する必要がある

運営規程は，事業所の新規指定申請の際に添付書類として各自治体に提出することになっています。また，指定後に事業所名称，所在地，営業日，利用料等，運営規程に定められている内容に変更が生じた場合には，運営規程を修正し，各自治体に届け出る必要があります。　　　　　　　　　　　　（柳澤優子）

Q 24　雇用契約書，36（サブロク）協定，就業規則，労使協定についてはどのように定める？

A
　◦ 雇用契約書・36（サブロク）協定・就業規則・労使協定，それぞれの目的を理解する
　◦ とても大切なものなのでしっかりと確認し，スタッフ・代表者の双方が納得できるものにしていくことが大切になる

## ◆雇用契約書について

　雇用契約書（表1）とは，「雇用主と労働者の間で労働契約の内容を明らかにするための契約書」です。雇用契約書には，契約期間・賃金・就業場所・就業時間・業務内容・賃金の締切りと支払い時期・所定労働時間を超える労働の有無・休憩時間・休日・休暇について，退職に関する事項などの労働条件に関することが記載されています。雇用主と労働者が双方に内容を確認し，両者が署名押印をして締結します。雇用契約書は，労働者の働き方にかかわる非常に重要な書類となります。双方の合意が重要になりますので，内容をよく確認して契約を交わしましょう。

**表1** 雇用契約書（例）

# 雇用契約書

　　　○○○（雇用主）（以下「甲」という）と○○（労働者）（以下「乙」という）とは、下記のとおり雇用契約を締結する。

| 契約期間 | |
|---|---|
| 雇用形態 | |
| 就業場所 | |
| 業務の内容 | 訪問看護事業その他それに付帯する全ての業務　（変更の場合あり） |
| 就業時間等 | 1　始業・終業の時刻等<br>　　（1）始業（　時　　分）　終業（　時　　分）<br>2　休憩時間（　　）分<br>3　所定時間外労働の有無（　有　．　無　） |
| 休日 | |
| 休暇 | 1　年次有給休暇　6か月継続勤務した場合、10日<br>2　その他の休暇　有給（慶弔休暇）　／　無給（産前産後休暇、育児・介護休業等） |
| 賃金 | 1　月給額　　　　　　　　月額（　　　　　　　　円）<br>　　給与の内訳<br>　　　①　基本給　　　　月額（　　　　　　　円）<br>　　　②　定額残業手当　月額（　　　　　　　円）<br>　　　　○時間の普通残業手当相当の定額分とする。<br>　　　　実際の残業時間が定額残業手当分を超えた場合、支給する。<br>　　　③　歩合給　　　※金額については賃金規程による。<br>2　通勤手当　　　　　　実費（合理的な経路及び方法による）<br>3　所定時間外、休日又は深夜労働に対して支払われる割増賃金率<br>　　イ　所定時間外、法定超　月60時間以内及び超（125）％　／　所定超　　（100）％<br>　　ロ　休日　法定休日（135）％、法定外休日（100）％<br>　　ハ　深夜（25）％<br>4　賃金の支払方法（乙の口座へ振込）<br>5　労使協定に基づく賃金支払時の控除（無　．　有（　　　　　）） |
| 賃金締切日・支払日 | 1　賃金締切日—毎月○日<br>2　賃金支払日—翌月○日<br>　　（土日祝日の場合は、その直前の土日祝日でない日） |
| 賃金の改定 | 随時。<br>　◆　改定額は、会社の業績および従業員の勤務成績等を勘案して各人ごとに決定する。 |
| 賞与 | 随時。<br>　◆　支給額は本人の成績、勤務態度、能力等を勘案して定める。<br>　◆　会社の業績状況等により、支払日の変更、または支給しないことがある。<br>　◆　賞与支給日に在籍する者に支給する（決算賞与除く）。 |
| 退職金 | なし |
| 懲戒 | 懲戒は、けん責、減給、降格降職、出勤停止、諭旨解雇、懲戒解雇の6種類とする。 |
| 就業禁止 | 感染症予防法で定める疾病、その他行政官庁の指定する疾病にかかった場合、乙の就業を禁止する。 |
| 退職に関する事項 | 1　定年制　　（有（　　歳）．　無　）<br>2　継続雇用制度（有（　　歳まで）．　無　）<br>3　自己都合退職の手続（退職する2か月以上前に届け出ること）<br>4　解雇の事由及び手続（一例）<br>　　・精神または身体の障害のため、業務に耐えられないとき<br>　　・労働能率が著しく劣り、または勤務態度が不良で、向上の見込みがないと認めたとき<br>　　・重大な懲戒事由に該当するとき<br>　　・行方不明となり、1か月以上連絡がとれないときは、自然退職とする。 |
| 社会保険等 | 健康保険・厚生年金保険・雇用保険の加入（労災保険は事業所に適用） |
| 安全衛生義務 | 乙は、甲の定める安全衛生に関する規定及び指示事項を守り、事故の安全遵守に留意し、自己または同僚に危険を与える行為を行ってはならない。<br>また、所定の衛生事項を遵守し、自己の日常の健康保持に努めるものとする。 |
| その他 | 1　上記の記載のない場合は、当社就業規則及び賃金規程による。<br>2　本契約の成立を証するため、本契約書2通を作成し、記名押印のうえ甲乙が各1通を保有する |

令和　　年　　月　　日

甲

　　　　　　　　　　　　　印　　　　　　乙　住所＿＿＿＿＿＿＿＿＿＿＿＿＿＿

　　　　　　　　　　　　　　　　　　　　　氏名＿＿＿＿＿＿＿＿＿＿　印

## ◆ 36 協定について

　時間外労働・休日労働をさせるためには,「36(サブロク)協定」の締結が必要です。厚生労働省・都道府県労働局・労働基準監督署のパンフレットでは,次のような案内がされています。

> ・労働基準法では, 労働時間は原則として, 1 日 8 時間・1 週 40 時間以内とされています。これを「法定労働時間」といいます。また, 休日は原則として, 毎週少なくとも 1 回与えることとされています(法定休日)。
> ・法定労働時間を超えて労働者に時間外労働をさせる場合や法定休日に労働させる場合には,
> →労働基準法第 36 条に基づく労使協定(36(サブロク)協定)の締結
> →所轄労働基準監督署長への届出
> が必要です。
> ・36 協定では,「時間外労働を行う業務の種類」や「時間外労働の上限」などを決めなければなりません。

厚生労働省・都道府県労働局・労働基準監督署：時間外労働の上限規制　わかりやすい解説.(https://www.mhlw.go.jp/content/000463185.pdf)を一部改変(2023 年 5 月 15 日閲覧)

　よって, 時間外労働や休日労働をさせる場合には, 36(サブロク)協定を締結する必要があることを覚えておきましょう。

## ◆ 就業規則について

　常時 10 人以上の労働者を使用している事業場では, 就業規則を作成し, 労働基準監督署に届け出る義務があります。

　就業規則とは, 労働者の賃金や労働時間などの労働条件に関すること, 職場内の規律などについて定めた職場における規則集です。

　就業規則に記載する内容には, 必ず記載しなければならない事項(絶対的必要記載事項)と, 当該事業場で定めをする場合に記載しなければならない事項(相対的必要記載事項)があります(労働基準法第 89 条)(表 2 )。

**表2　就業規則における記載事項**

| 絶対的必要記載事項 | 相対的必要記載事項 |
|---|---|
| 始業及び終業の時刻，休憩時間，休日，休暇並びに交替制の場合には就業時転換に関する事項 | 退職手当に関する事項 |
| 賃金の決定，計算及び支払の方法，賃金の締切り及び支払の時期並びに昇給に関する事項 | 臨時の賃金（賞与），最低賃金額に関する事項 |
| 退職に関する事項（解雇の事由を含む） | 食費，作業用品などの負担に関する事項 |
|  | 安全衛生に関する事項 |
|  | 職業訓練に関する事項 |
|  | 災害補償，業務外の傷病扶助に関する事項 |
|  | 表彰，制裁に関する事項 |
|  | その他全労働者に適用される事項 |

厚生労働省・都道府県労働局・労働基準監督署：リーフレット　就業規則を作成しましょう. (https://www.mhlw.go.jp/new-info/kobetu/roudou/gyousei/dl/140811-4.pdf) を一部改変（2023年5月15日閲覧）

● **就業規則の作成**

　常時10人以上の労働者を使用している事業場では，就業規則を作成し，過半数組合または労働者の過半数代表者からの意見書を添付し，所轄労働基準監督署に届け出る必要があります（労働基準法第89・90条）。

　就業規則は，各作業所の見やすい場所への掲示，備え付け，書面の交付などによって労働者に周知しなければなりません（労働基準法第106条）。

◆ **労使協定について**

　労使協定とは，労働者と使用者の間で取り交わされた約束事について書面で締結された協定のことをいいます。前述の36（サブロク）協定も代表的な労使協定の1つです。

　基本的に使用者は，労働基準法をもとに就業規則や社内ルールを定めますが，労働基準法の例外的措置を定めるものが労使協定になります。労使協定の締結と就業規則の規定をあわせて行うことで，法的義務の免除や免罰の効果があります。

（柳澤優子）

## 休日・営業日を設定する方法は？

**A**
- 組織運営を行ううえで大切にしたい「三方よし」の考え方に基づく
- 休日・営業日も「三方よし」となるように設定する
- 労働時間も「三方よし」となるように設定する

### ◆組織運営を行ううえで大切にしたい「三方よし」の考え方

　「三方よし」とは，江戸時代に活躍した近江商人が大切にしてきた考え方で，「売り手よし，買い手よし，世間よし」のことをいいます。組織運営を考えるうえでは，この「三方よし」の考え方を基盤に考えていくとよいでしょう（図）。

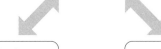

世間（地域・社会）：
地域社会にとってよいサービスであるか

売り手（自社）：
持続可能性の担保，
成長・発展

買い手（顧客）：
顧客にとって
よいサービスであるか

**図　「三方よし」の考え方（例）**

### ◆休日・営業日も「三方よし」となるように設定する

　訪問看護の申請をする際には，休日・営業日の設定は必須事項であるため，申請前に決定する必要があります。多くの訪問看護ステーションの場合，以下の3択で迷うのではないでしょうか？

①土日祝日を休みにする

　メリット：スタッフの勤務のマネジメントがしやすい

　デメリット：土日祝日に訪問を必要としている利用者のニーズに対応できない

　　検討事項：特別訪問看護指示書やがんの末期など，毎日訪問を必要とする利用者やオンコールによる緊急訪問体制をどのように設定するか（労働条件をどのようにするかの検討が必要）

②土日どちらかを営業日にする

　　メリット：土日の訪問を必要としている利用者のニーズに一部対応できる

　　デメリット：土日のどちらかのニーズには対応できない

　　検討事項：土日に出勤できるスタッフの確保
　　　　　　　定期訪問と特別指示やがん末期などの臨時的な訪問に対する対応体制をどうするか

③365日無休にする

　　メリット：土日の訪問を必要としている利用者のニーズに対応できる
　　　　　　　幅広い症例に柔軟に対応できる
　　　　　　　土日祝日営業をしている訪問看護ステーションが少ない地域では，アピールポイントになる

　　デメリット：スタッフの勤務体制が流動的になるため，シフト作成のマネジメントが必要

　　検討事項：土日祝日に働けるスタッフの確保
　　　　　　　土日祝日出勤できないスタッフがいる場合の補填をどうするか

　それぞれにメリット・デメリット，検討事項があります。特に開設当初は少ない従業員数で始めるため，スタッフの休日の確保と持続可能な体制づくりも重要となります。最初は土日祝日休みで設定し，途中からスタッフが増えたため365日営業に変更したある事業所では，最初に設定した営業日の印象が大きく，介護支援専門員（ケアマネジャー）に営業日の変更が浸透するまで時間を要したという話もありました。一方で，スタッフは子育てなどの理由で土日祝日は働くことが難しい場合もあり，土日祝日も働けるスタッフが集まらないというケースもあります。

　営業日の設定は一長一短あり，「買い手よし，世間よし」だけでなく，一緒に働くスタッフ，求職者にとっても「売り手よし」となるような方法を考えていく必要があります。

### ◆その他の休日について

　年次有給休暇，特別休暇，慶弔休暇などがあります。

年次有給休暇：法律で定められた労働者に与えられた権利

　　　　　　労働基準法において，労働者は①半年以上継続して雇われている，②全労働日の8割以上を出勤している場合，年次有給休暇を取得することができるとされている

特別休暇：企業が独自に設けることのできる休暇制度

　　　　　有給か無給かも企業が設定する

慶弔休暇：社員本人や近親者の慶事や弔辞に対して特別に休暇を認める制度

　　　　　慶弔休暇は法定外の休暇であるため，日数や有給・無給などの設定も企業が独自に行う

　なお，このような休暇については，就業規則に記載する必要があります。

## ◆労働時間の設定について―労働時間も「三方よし」となるように設定する

　労働時間の設定について，一般的に働き方としてあげられるのは，法定労働時間の週に40時間までの勤務となります。また，時間外労働が必要な場合は，【Q24 雇用契約書，36（サブロク）協定，就業規則，労使協定についてはどのように定める？】でもあったように，時間外または休日労働に対しては労働基準法第36条に定めのある，通称「36（サブロク）協定」を取り交わす必要があります（p.82参照）。また，6時間を超え8時間以下の労働には少なくとも45分，8時間を超える労働には少なくとも60分以上の休憩を与える必要があるため，例えば，8時間働いてもらうには合計で9時間営業が基本的な営業時間の考え方になります。

　営業時間に関して，以下①～③の3つのパターンを考えてみたいと思います。

● **在宅看護センター Life & Com の1日の流れ**

❶ 8：30～8：45　朝礼ミーティング後各自出発

❷ 9：00～17：00　訪問4～5件（休憩1時間）

❸ 17：00～17：30　記録・終業

● **就業時間の違いによるメリット・デメリット**

① 8：30～17：30（休憩1時間）

・保育園の送り迎えも保育料の延長料金が発生しない時間帯に対応可能

・夏はまだ明るい時間に帰ることができる

・1件目の訪問時間は9時からスタート（利用者にはそれでも早いと言われることがあるが…）

② 9:00～18:00 (休憩 1 時間)
・保育園の送り迎えや学童のお迎えが遅くなり延長料金が発生する可能性がある
・夕方や，なるべく遅めの時間に来てもらいたいという利用者のニーズに対応することができる

③ 8:00～17:00 (休憩 1 時間)
・1 件目の訪問を 8 時半に設定した場合，利用者が朝食中であったり，訪問に来るのが早いと言われることがある
・夕方の臨時訪問などへの対応がオンコール対応になったり，残業になる可能性がある
・子育て世代にとっては，朝の送りが大変かもしれないが，夕方早く帰ることができるメリットは大きい(買い物やその後の家事など)

　以上のようなことから，就業時間については，8:30～17:30，もしくは 9:00～18:00 という設定をしている事業所が多いように思います。筆者のステーションの場合，常勤看護師の労働時間は 8:30～17:30 (休憩時間 1 時間) としていますが，事業所の営業時間は 9:00～17:00 で設定しており，営業時間内に訪問スケジュールを組むようにしています。

　訪問看護に興味をもつ世代の多くは臨床経験年数 5 年以上で，子育て世代が多い現状です。また，20 代の若い世代を採用ターゲットにした場合でも，女性が 9 割の看護業界においては，妊娠・出産・育児などのライフイベントにも対応しながら長く働いてもらえる労働環境を整えることが重要と考えます。

　また，休日・営業日や労働時間の設定は，「地域のニーズに応える必要がある」という視点とともに，どんな人と働きたいか，どんな人に応募してもらいたいかという採用活動にも大きく影響を与える要因であることを理解して，設定していきましょう。

　先ほど紹介した「三方よし」の考え方で，「売り手よし，買い手よし，世間よし」になるような労働時間の設定について考えていきましょう。　　　　　(柳澤優子)

**参考文献**
・経営者・起業家・リーダーのための仕事の秘訣：三方よしの意味と企業の実例. https://odamasayoshi.com/business/sanpou-yoshi/ (2023 年 5 月 15 日閲覧)
・厚生労働省：働き方・休み方改善ポータルサイト・事業主の方へ. https://work-holiday.mhlw.go.jp/kyuuka-sokushin/jigyousya.html (2023 年 5 月 15 日閲覧)

**26** 社会保険関係や労災，福利厚生面をどのように考えてい
けばよいか？

- 社会保険関係や労災について知識を整理する
- 新規開設した際に提出が必要な労務関係法令の書類について知っておく必要がある
- 福利厚生の目的を理解して活用する

---

**♦社会保険関係や労災について知識を整理する**

**● 社会保険完備とは**

　自身が従業員として働く際に，求人情報などで見たことのある「社会保険完備」という表記については，ご存じの人も多いと思います。

　社会保険は，健康保険・厚生年金保険・介護保険・雇用保険・労災保険の5つの保険の総称です（広義の社会保険）。

・健康保険＝病気やけがをした際に治療費の補助をしてくれるものです。病気やけが，出産などで仕事を休む必要がある場合には，傷病手当金や出産手当金の支給もあり，役立つものです。

・厚生年金保険＝国民年金に会社も負担して厚生年金を払うことになるため，将来もらえる年金の金額が増える仕組みです。

・雇用保険＝労働者が失業した場合などに必要な給付を行い，労働者の生活及び雇用の安定を図るとともに，再就職の援助を行うことなどを目的とした雇用に関する総合的な機能をもった制度です。事業主が初めて労働者を雇い入れることになった場合には，事業所を管轄するハローワークに「事業所設置届」「雇用保険被保険者資格取得届」を提出しなければなりません。

・労災保険＝正しい名称は「労働者災害補償保険」です。勤務中や通勤中に従業員がけがなどをした場合，従業員が保険を受けられる制度です。

## ◆ 新規開設した際に提出が必要な労働関係法令の書類について知っておく必要がある

新規開設した事業主が提出する労働関係法令の書類についても確認しておきましょう（表）。

**表 新規に開設したときに必要な届出**

| 届出の内容 | 届出先 | 届出書 |
|---|---|---|
| 1. 税務に関すること | 税務署 | ・法人設立届出書<br>・青色申告の承認申請書<br>・給与支払い事務所等の開設届出書<br>・源泉所得税の納金の特例の承認に関する申請書<br>・棚卸資産の評価方法の届出書（任意）<br>・減価償却資産の棚卸方法の届出書（任意） |
| 2. 地方税に関すること | 都道府県（県税事務所）<br>市町村（法人住民税課） | ・法人設立届出（事業開始の届出） |
| 3-1. 労働保険に関すること（労災保険） | 労働基準監督署 | ・労働保険　保険関係成立届<br>・労働保険　概算保険料申告書 |
| 3-2. 労働保険に関すること（雇用保険） | ハローワーク（公共職業安定所） | ・雇用保険　適用事業所設置届<br>・雇用保険　被保険者資格取得届 |
| 4. 社会保険に関すること | 年金事務所 | ・健康保険・厚生年金保険新規適用届<br>・健康保険・厚生年金保険被保険者資格取得届<br>・健康保険被扶養者（異動）届<br>・国民年金第3号被保険者届 |

※1 税務, 2 地方税について
税務, 地方税に関する届出の詳細ついては, 管轄の税務署, 都道府県, 各市町村の担当部署にお問い合わせください。
※3-1 労災保険, 3-2 雇用保険について
事業を開始した日から10日以内に, 先に労働基準監督署で労災保険の手続き（保険関係成立届）をして, その後ハローワークで雇用保険の手続き（適用事業所設置届）をしてください。

厚生労働者岩手労働局労働基準監督署・公共職業安定所：新規に事業を開始された事業主の皆様へ.
https://jsite.mhlw.go.jp/iwate-roudoukyoku/library/iwate-roudoukyoku/date/kantoku/pdf/sinkijigyou.pdf（2023年5月15日閲覧）

## ✦福利厚生の目的を理解して活用する

　福利厚生とは，労働の対価として得られる報酬以外に，企業が従業員とその家族が安心して健康や生活を向上させられるよう，主として生活条件の領域で，任意あるいは法的義務として行う施策です。社会保険は法定福利厚生にあたります。他には，業務で必要なパソコンや制服の貸与，お弁当の支給，ステーションの中におやつを用意するなど，企業が任意な施策として実施する法定外福利厚生もあります。

　経営者として従業員に安心して気持ちよく働いてもらえるように，その法人の特色をスタッフや家族に示す施策だととらえてください。

　スポーツジムの優待による「健康促進」や，外部研修費用の補助で「学びの促進」を図るなど，企業ごとに特色を出すことができます。保険制度内における労働の対価としての報酬面では，大きな差別化は難しい訪問看護業界ですが，この福利厚生のつくり方は差別化しやすいポイントとなります。自社で用意する以外にも，規模が大きくなった際には福利厚生サービス専門の会社と契約するなどの方法があります。また，地域の経営者同士で互いの従業員を労うために，地域ぐるみで福利厚生サービスをつくるということもできるかもしれません。仕事の対価としての側面だけではなく，同じ法人の仲間として，その家族も利用できるような福利厚生があると，従業員のみならず，その家族も含めた中長期的な信頼関係を築くことができます。

　ただし，開設当初から無理に設定すると経営を圧迫する可能性もあるため，まずは安定的な経営をもって従業員の安心を生むということを第一に考え，従業員とその家族にとって価値のある福利厚生について考えていきましょう。

（柳澤優子）

##  訪問看護ステーションに必要な設備と物品は？

- 鍵付きカルテ庫，相談コーナーの椅子やテーブル，通信手段などのインフラ，デスクや椅子は申請書に記載する必要があるので，最初に準備する
- 訪問する際のユニフォームについても考える必要がある
- 感染対策に必要な訪問時の備品を用意する

### ◆最初に必要な準備

　開設の申請書には，鍵付きのカルテ庫，相談コーナー（椅子やテーブル），通信手段・記録などのインフラについて，また，デスク・椅子を明記する必要があります。よって，これらは最低限，申請する時期には開設場所に揃えておく必要があります。

　筆者は，初めから記録はICT（Information and Communication Technology）で行うように決めていたので，事業所にはPCを3台，デスク5台に椅子は5脚，それ以外にタブレットPCと携帯電話をスタッフの人数分，用意しました。

　鍵付きのカルテ庫や固定電話を購入して手続きをし，コピーやFAXなど，まだまだ紙媒体を使用することも多い業界なので，複合機を設置しました。

　また，名刺も大事です。介護支援専門員（ケアマネジャー）と連携する際や，訪問時に利用者家族にも名刺を渡すので，表面は通常の大きさの文字に，裏面を大きい文字にして高齢者や目が不自由な人でも見やすいように配慮しました。

　また，訪問する際のユニフォームと電動自転車，訪問時に必要な最低限の物品（聴診器，血圧計，体温計，SpO$_2$モニター，ペンライト，ハサミ，駆血帯，アルコール綿，手指消毒液，テープ類やガーゼ，ワセリンなど）を準備しました。

### ◆訪問する際のユニフォーム

　ユニフォームは胸元や後ろに刺繍を施す場合，時間がかかるため，筆者は開設の申請書を出す前に準備を始めました。訪問看護ステーションのイメージカラーとなるユニフォームなので，スタッフと試着会をしたところ，機能性を重

視しつつも，表情や顔色を明るくして，ホッとする色味に人気が集中し，みんなが着たい！　と思える一着に決めました（図）。

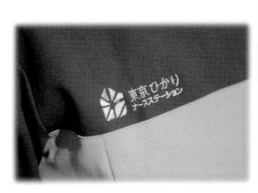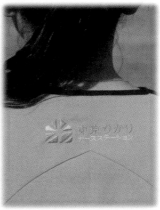

図　機能性を重視しつつ，明るくてホッと和む印象のユニフォーム

#### ◆感染対策に必要な訪問時の備品を用意する

　また，標準感染予防策のために，マスク，手袋，エプロン，ガウンなどを用意しておく必要があります。消耗品なので，適宜在庫確認をしながら補充をしていきます。

（加藤希）

## 自動車，自転車などの準備と場所の確保は？

- 効率のよい移動手段を考える
- 駐輪場・駐車場の確保と保険について考える必要がある
- 自家用車の保険やガソリン代の負担について考える必要がある

### ◆効率のよい移動手段を考える

　自転車は，電動にするか普通の自転車にするかは，地域性や距離，坂道が多いかどうかなど，走行状況で決まります。20年前の訪問看護では，電動自転車は貴重で，訪問先がより遠い利用者の担当が電動自転車，近くの場合は普通の自転車と分けていましたが，15年ほど前から電動自転車が中心になったように思います。

### ◆駐輪場・駐車場の確保と保険への加入について

　筆者のステーションでは，最初は自転車置き場も交渉をして，開設物件の駐輪場を使わせてもらいました。その後1年もたたないうちに事業所を移転したのですが，そのときには所有する電動自転車が10台くらいに増えていたので，駐車場を1台分借りて，そこに電動自転車を並べて使っています。

　自動車で訪問看護をする場合には，駐車場を契約する必要があります。また，訪問看護ステーションの車で通勤・訪問をしている事業所もあると聞きます。自家用車を利用することで直行直帰が可能になりますが，事業所で用意する場合は，保険への加入は必須です。

　多くの自治体で自転車保険への加入が義務づけられるようになりました。ルールに沿って保険に加入し，自転車事故やトラブルに対応できるようにしておきましょう。スタッフには，天候悪化時の対応方法や対策，事故を起こしてしまった時の対応方法などを周知します。また，自転車を安全に運転できるように，自転車の交通ルールを守り，日頃から自転車の点検を行うように，スタッフに注意喚起することも大切です（図）。

#### ◆自家用車の保険やガソリン代の負担について考える必要がある

　自家用車の場合は，保険やガソリン代などをどのように負担するかは，取り決めが必要です。また，オンコール当番をしていて出動する場合はどう動くか，ということも視野に入れて，自転車や車の管理をする必要があります。筆者のステーションでは，自転車通勤しているスタッフは，自宅の自転車置き場の料金はステーションが支払い，ステーション所有の自転車で通勤をしてもらい，緊急電話が鳴った場合はその自転車を活用して，事務所に寄らずに直接利用者宅に訪問できるようにしています。　　　　　　　　　　　　　（加藤希）

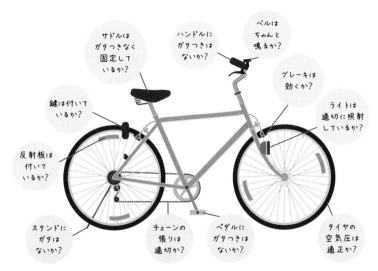

図　自転車の点検
出典：財団法人日本交通管理技術協会

## 名刺やホームページをつくるタイミングは？

* 名刺やパンフレットは，挨拶回りをするときにあるとよい
* 開設時期が決まったら，事業所のミッションやビジョンを決めて，
  ホームページやロゴ，名刺やパンフレットの作成を始めよう

### ◆名刺やパンフレットは，挨拶回りをするときにあるとよい

筆者は，開設準備を進め，開設場所が決まり，開設時期を見定めた頃，いよいよ事業所のミッションやビジョンを話し合い，ホームページやロゴ，名刺やパンフレットの作成を始めました。名刺やパンフレットは，挨拶回りをするときにあるとよいと考え，作成することになりました。

### ◆開設時期が決まったら，ホームページやロゴマークと一緒に作成する

ホームページでは，ミッションやビジョンを地域に発信し，法人や事業所の目指す方向性・存在意義を示すことができます。また，ロゴマークはステーションの想いをのせた，事業やサービスを想起させるシンボルマークとして重要なものとなります。絶対に必要なものではありませんが，あると，ホームページやパンフレットなどに活用できます。

ちなみに，筆者のステーションのロゴマークは，家をモチーフにしており家の中に漢字の「光」がなぞられています（図）。地域を明るく照らす，光のような存在でありたい，という想いを色と形で表現しました。名刺やパンフレット，ホームページロゴなどをつくる過程で，立ち上げメンバーと何度も「自分たちがしたい看護とは」「自分たちの強みとは」「事業所が向かう道とは」を話し合い，自分たちの想いを具現化し，ロゴマークによって可視化していきました。

（加藤希）

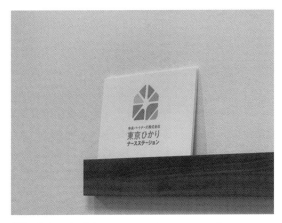

図　東京ひかりナースステーションのロゴ

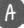

## 税理士さんとのかかわり方について教えてください

- 税理士にやってもらうと助かることと，自分たちで行えることを整理する
- 基本的には，依頼したほうがサービス価値を高めることに集中できる

◆ **税理士にやってもらうと助かることと，自分たちで行えることを整理する**

　税理士に委譲するとよい役割はいろいろありますが，筆者は次のように考えています。

　税理士に一任して助かるのは，正しい税務処理と書類作成，税務相談です。開設時は，税金に対する知識をあまりもち得ていない人も多いと思います。正しく納税することは国民の義務であり，知らなかったでは済まされません。そういった意味で，税務のプロである税理士に入ってもらい，正しく税金を納めること，その準備・書類作成をしてもらうことは重要です。一方で，一から税務を学ぶことは大切です。税理士不要というレベルまでになるにはかなりの時間がかかってしまうため，税理士とタッグを組みながら税務の知識をつけていくことがよいと思っています。

◆ **基本的には，依頼したほうがサービス価値を高めることに集中できる**

　税理士に依頼することで，空いた時間を活用し，最高のケアを提供するため，サービスの品質管理を行うことは，組織を運営するチーム（税理士を含む）の中での役割分担の1つではないかと思います。いいケアができないと，税務を勉強しても収入がなく，倒産してしまうリスクが高まってしまいます。すべて自分で行うのではなくて，分業を意識することが大切だと思います。

（藤野泰平）

**3 1**

## オンコール体制はどうする？

- 緊急時訪問看護加算，24 時間対応体制加算を算定するには届出が必要となる
- ステーションの規模を少しでも拡大することが求められる

### ◆緊急時訪問看護加算，24 時間対応体制加算を算定するには届出が必要

　「緊急時訪問看護加算（介護保険）」「24 時間対応体制加算（医療保険）」を算定するかどうか悩む人も多いと思います。特に開設当初は看護師も少ないし，夜間や休日に呼ばれたら大変と感じるでしょう。なかには，管理者だけがオンコール電話をもっている，という事業所もあるかもしれません。自分の身体を壊してまで無理をしてオンコール体制をとる必要はないと思いますが，事業所のミッションやビジョンに沿ったオンコール体制であってほしいと考えています。

　オンコール体制も整ってないし覚悟もないが加算は算定したい。しかし，夜間や休日に緊急で呼ばれたけれど訪問できない，または対応が不十分ということであれば，それはそもそも加算を算定してはならない，ということです。

　また，この加算は届出が必要になります。事業所が，緊急時訪問看護加算，24 時間対応体制加算を算定できる訪問看護体制を保持しているのか，算定要件や留意点を確認して届出をしましょう。介護保険の場合は保険者に届出，医療保険の場合は地方厚生（支）局に届出をします。加算を算定することで，訪問単価が上がり，収入増につながります。

　全国の訪問看護ステーションの約 80〜90％が緊急訪問看護加算，24 時間対応体制加算を算定しています。加算に同意している利用者は約半数という統計もあります（図）。

　筆者のステーションでは，「利用者さんとご家族の想いを支え・守り続ける」がミッションでもあるので，24 時間 365 日支えるという観点からも，開設当時から緊急時訪問看護加算，24 時間対応体制加算を算定しています。利用者の約 90％以上が加算に同意しており，平均より大きく上回っています。これは，病状が不安定な利用者が多く，また緊急時の対応に期待している証と理解して

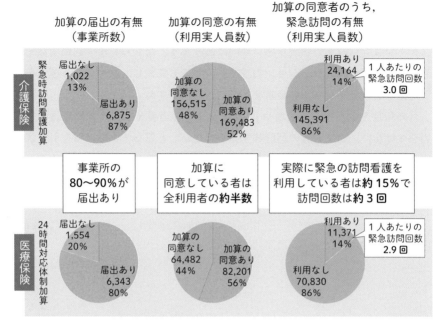

加算の届出の有無
（事業所数）

加算の同意の有無
（利用実人員数）

加算の同意者のうち，
緊急訪問の有無
（利用実人員数）

緊急時訪問看護加算

**介護保険**

届出なし
1,022
13%

届出あり
6,875
87%

加算の
同意なし
156,515
48%

加算の
同意あり
169,483
52%

利用あり
24,164
14%

1人あたりの
緊急訪問回数
3.0回

利用なし
145,391
86%

事業所の
**80～90%**が
届出あり

加算に
同意している者は
全利用者の**約半数**

実際に緊急の訪問看護を
利用している者は**約15%**で
訪問回数は**約3回**

24時間対応体制加算

**医療保険**

届出なし
1,554
20%

届出あり
6,343
80%

加算の
同意なし
64,482
44%

加算の
同意あり
82,201
56%

利用あり
11,371
14%

1人あたりの
緊急訪問回数
2.9回

利用なし
70,830
86%

**緊急時訪問看護加算・24時間対応体制加算:**
同意を得た利用者またはその家族等に対して24時間連絡できる体制にあって，必要に応じ緊急時訪問を行う体制として届け出た場合に月1回加算

図 **訪問看護における24時間対応体制と緊急訪問の状況**
出典：平成27年介護サービス施設・事業所調査

います。最初は実質，看護師2人がオンコール当番をしていました。少人数でオンコール当番をするのは大変と思われますが，開設当初は利用者人数もそれほど増えていないので，夜中に緊急で呼ばれることも少ないです。

**◆ステーションの規模を少しでも拡大することが求められる**

　オンコール体制を整備することで，24時間365日利用者の生活を支えることができるので，利用者にとっては安心して在宅療養することができる加算だと思います。

　しかしながら，常勤換算が5人未満の訪問看護ステーションが全体の5割以上と，小規模の訪問看護ステーションが多いなかで，要件を満たしながらも十分に対応できる体制を維持することは容易ではありません。それこそ，身を削って緊急対応をしている訪問看護ステーションも少なくないのではないかと

感じます。小規模訪問看護ステーションほど新規の依頼が少なく，規模が大きいと依頼が多くなり，業務過剰の傾向にあるのが現状です。そのため，小規模ステーションは収支の状況が悪い傾向にあります。だからこそ，利用者数を増やして，訪問看護ステーションの規模を少しでも拡大し，余裕のある運営をして好循環なステーションの経営をしていきたいですね。

　月の利益を少しずつでも増やし，「オンコール当番をして，訪問看護の対応力をつけたい，訪問看護の醍醐味を味わいたい」と思っている人材を引き寄せましょう。採用に関しては，給与を支払うだけの資金がなければ採用することはできないので，常勤看護師を採用するために，どのくらいの訪問件数を維持すれば捻出できるのか見通しを立てて，計画的に準備をしていきましょう。

（加藤希）

**コラム**

## 緊急時訪問看護加算・24時間対応体制加算

--------------------------------------------------------------------------------

①緊急時訪問看護加算（介護保険）　574単位／月

　「緊急時訪問看護加算」は，介護保険において，本来計画に含まれていない緊急時訪問の対応が可能な体制を評価する加算です。利用者やその家族に緊急時訪問看護加算の算定について書面で説明をして同意を得ていること，計画外の緊急時訪問に対応できる体制であること，利用者またはその家族などから電話などにより相談や看護ケアに関する意見を求められた場合に24時間対応できる体制であること，という要件を満たして，訪問看護ステーションの所在する都道府県に届出を行い受理されることが必要です。1人の利用者に対し，1か所の訪問看護ステーションに限り算定が可能なため，他の事業所から緊急時訪問看護加算等にかかる訪問看護を利用していないか，確認が必要です。

②24時間対応体制加算（医療保険）　6,400円／月

　医療保険における「24時間対応体制加算」は，必要時の緊急訪問に加え，営業時間外でも24時間，電話などによる看護に関する意見の求めに常時対応できる体制整備を評価する加算です。地方厚生（支）局に24時間対応体制にかかる届出を行い，算定の際には，利用者やその家族に訪問看護ステーションの名称，所在地，電話番号，緊急時の連絡方法を記載した文書を渡して，同意を得ていることが必要です。

　24時間対応体制加算は1人の利用者に対して1事業所のみの算定となりますが，利用者が安心して24時間対応を受けられる体制整備を促進する観点から，2020年4月の改定により，複数の訪問看護ステーションが連携して業務継続計画を策定したうえで自然災害等の発生に備えた地域の相互ネットワークに参画している場合には，2か所の訪問看護ステーションが連携することによって24時間対応体制加算にかかる体制にあるものとして算定が可能となっています。

　なお，医療保険では利用者やその家族の求めに応じて，緊急訪問看護を行った場合の加算として「緊急訪問看護加算」(2,650円／日)があります。介護保険の「緊急時訪問看護加算」と混同しないよう注意しましょう。

（加藤希）

**開設準備中に考えることは？**
―運営などについて先にやっておくべきこと ✨

> 開設準備中にすべきこと

**重要事項説明書，契約書，マニュアルなどを作成しよう**

- 重要事項説明書は，契約書の内容をより具体的に説明する文書である
- 重要事項説明書には，個人情報の取り扱いやハラスメントについても明記しておくとよい
- マニュアルはつくるだけでなく，常にブラッシュアップしていくことが必要である

---

### ✦重要事項説明書と契約書の関係

### ● 重要事項説明書は契約書の内容をより具体的に説明する文書である

　訪問看護ステーションと利用者が契約を締結するには，あらかじめ重要事項を記した文書を利用者へ交付し，説明を行い，同意を得ることが必要です。この重要事項を記した文書が，重要事項説明書となります。契約書は「訪問看護サービスの契約行為を証明する」ための文書となるのに対し，重要事項説明書は「契約書の内容をより具体的に説明する」文書となります。

　訪問看護ステーションの概要や職員の体制，サービスの内容や費用，苦情相談窓口や事故発生時の対応方法などは，詳細に記入します。例えば，契約書で「ご利用者都合によるキャンセルについてはキャンセル料をいただく」と記載があったとすると，重要事項説明書ではキャンセル料がいつから発生して，いくらになるのかを明記することになります。

### ● 個人情報の取り扱いとハラスメントについて明記する

　個人情報の取り扱いについては必ず明記しましょう。加えて，昨今の状況を加味すると，ハラスメントに対しても明記したほうが望ましいと思われます。

● **その他の注意事項**

　契約締結にあたり，重要事項説明書を説明した担当者の記名・押印と，重要事項説明書の説明を受け同意した旨の証明として，利用者及び家族等の署名・押印をもらい，訪問看護ステーション側と利用者側で各1部ずつ保管します。重要事項説明書に変更があった場合にも，そのつど利用者または家族等に説明のうえ，再度，署名・押印してもらいます。

　なお，2021（令和3）年の介護報酬改定により，契約書・重要事項説明書に関して，利用者・家族などへの説明，同意を書面で行うことについて，電磁的な対応が認められ，押印等を求めないことが可能であるとされました。保険者である市町村などに確認するとよいでしょう。

◆ **マニュアル作成について**

● **つくって終わりではない**

　マニュアルとは，ある条件に対応する方法を知らない者に対して，示し・教えるために標準化・体系化してつくられた文書になります。リスクマネジメントのためにはマニュアルの整備が大切です。マニュアルは事業所の業務の標準化として示されますが，つくって終わりではなく，常に見直し，修正をして，バージョンアップさせていかなければなりません。以下にあげた事項に注意しましょう。

・事故発生時の対応，苦情発生時の対応，個人情報保護については，必須のマニュアルになりますので，必ず作成して準備をしておきましょう。

・「事故発生時の対応」では，訪問看護による医療的な有害事象や，訪問先のモノや家具を壊してしまった，スタッフが移動中に交通事故にあったなどの事故の可能性があります。事故発生時にはどのような対応をとるか，どこに連絡をするかを明記しておきます。また，損害賠償に備えて保険に加入するなど，マニュアルとあわせて準備をしておきます。

・「苦情発生時の対応」に関しては，訪問看護ステーションの連絡先や外部の相談窓口（自治体や保険者）も含めて提示し，苦情があった場合の対応方法に関しても記載しておきます。

・「個人情報保護」は就業規則などにも記載しますが，利用者個人の保護や守秘義務に関する取り交わしをしておく必要があります。準備をしておきましょう。

　上記事項以外では，必須ではありませんが，「災害マニュアル」が必要です。これは BCP（Business Continuity Plan：事業継続計画）とあわせて準備をします。その他，教育マニュアル，医療処置手順のマニュアルや感染症及び食中毒対応マニュアル，感染予防マニュアル，業務マニュアルなどは，新人看護師が入ったときに必要となります。時間があるときに作成しておきましょう。

　BCP や感染対策などはたくさんの雛形が出ていますので，それらを活用しながら，自事業所にあった内容に修正して使ってもよいと思います。

　また，マニュアルは事業所の成長とともにブラッシュアップさせていく必要があります。見直しの時期を決めて修正や改定をし，より事業所にあう形にして，生きたマニュアルをつくっていきましょう。

### ● BCP について

　災害が発生すると，通常どおりに業務を実施することが難しくなります。まず，事業・業務を中断させないように準備するとともに，中断した場合でも優先事業を実施するため，あらかじめ検討した方策を計画書としてまとめておくことが重要です。平常時から自事業所の状況や周辺環境を把握し，災害発生時にどのような計画で事業を継続するか検討し，BCP を策定する必要があります。令和3年度介護報酬及び令和4年度の診療報酬の改定において，BCP の作成とともに，委員会の開催，指針の整備，研修の実施，訓練（シミュレーション），職員への周知，定期的な見直しの実施等が義務づけられました（2024（令和6）年までは努力義務）（Q43参照）。　　　　　　　　　　　　（加藤希）

---

**参考文献**

1）全国訪問看護事業協会：ガイドライン，パンフレット等. https：//www. zenhokan.or.jp/guideline/（2023年7月11日閲覧）
2）全国訪問看護事業協会編：ここから始める訪問看護ステーションの開設・運営ガイドブック. p.106，メディカ出版，2021.
3）内閣府，法務省，経済産業省：押印についてのQ & A（令和2年6月19日付）.

## どこの訪問看護記録システムを使うか？

- 訪問看護記録システムは値段も機能もさまざまである。自訪問看護ステーションが求めている機能を考慮して選択する
- 業務の効率化と，働きやすい職場の実現に寄与するものを選ぶのがよい

### ◆訪問看護記録システムは自訪問看護ステーションが求めている機能で選ぶ

　生活のなかでスマートフォンが欠かせなくなったように，訪問看護の現場においても，ICT化が進められています。ICTとは，Information and Communication Technologyの略で，ネットワークを活用して他者と情報を共有する「情報通信技術」のことです。代表的なものに，電子メールやチャット，SNS，インターネット検索，クラウドシステムなどがあります。ICTの活用については，これまでの紙媒体での情報のやり取りを抜本的に見直し，訪問看護の現場においても活用できるようインフラとして導入する動きが進んでいます。

### ◆業務の効率化は働きやすい職場につながる

　近年，訪問看護ステーションの人材不足が問題視されるなか，スタッフの補填や業務負担軽減を目的に，ICTの導入が推進されています。

　令和2年度に全国訪問看護事業協会が訪問看護事業所6,203件を対象に行った「訪問看護事業所の質の確保に向けた自己評価を支援するための研究事業」の報告書によれば，調査の回答が得られた1,737件の事業所のうち，訪問看護記録書IIの記入方法として手書きが626件（36.0％），ICT活用が895件（51.5％），手書きとICT併用が192件（11.1％）でした。手書き記録をしている事業所からは，「これで問題ないから新しく変える必要ない」と，ICTへの抵抗が強く，なかなか変えることが難しいという声を聞きます。

　しかし，単純に，文字を書くよりも，パソコンや音声入力を使ったほうが早いと思いますし，実際に個人情報の問題を考えると，紙媒体のカルテをステーション外に持ち出すことはリスクです。また，ステーションに戻ってきて記録

を書くことで残業時間が生じることもあります。

　連携を考えても，多職種にそれぞれの方法（電話や FAX，メールなど）で何度も同じ内容を伝えるよりも，医療介護専用 SNS に 1 回書くことで全員に伝わるほうが，当然ながら時間は短縮します。そして，その内容を訪問看護記録にコピー＆ペーストすることで記録時間が短縮し，看護師の負担も軽減します。業務を効率化すれば，利用者・家族へのケアをより手厚くすることができると同時に，看護師が働きやすい職場を構築することにもつながります。

　どのようなシステムを使うかに関しては，価格も機能もさまざまなので，自訪問看護ステーションが求めている機能を考慮して選択しましょう。訪問看護の現場で活用できる ICT としては，訪問看護記録・計画書作成ソフト，勤怠管理ソフト，情報伝達ソフトなどがあります。

## ◆ICT 化がもたらすもの

### ● 情報共有と正確性と効率化

　ICT は，うまく活用すれば，個人情報を安全に管理しながら，早く正確に情報のやり取りができます。写真を添付して保存しておくだけで，手書きで何かを写すことよりも安全でかつ正確です。また，「あれ，これってどうだろうか？」と考えたときに，過去を含めた手元の情報を確認することで，アセスメントの手助けにもなります。また，褥瘡や創部などの確認もすぐにでき，状態が改善してきているのか，悪化しているのかも一目瞭然です。

### ● チームワークの強化

　訪問看護では，看護師や理学療法士，作業療法士，言語聴覚士，事務職員や介護支援専門員（ケアマネジャー）などのチームで協働することが多くあります。日頃の訪問でも，緊急対応をしてスタッフの訪問を入れ替えたり，お互いをフォローしたり，同じ利用者を訪問するときに情報共有をしたりと，いかにしてスムーズに情報共有をしてチームワークを強化していくかは大事な要素になっています。

　ちょっとした連絡や留守番電話に入っていたメッセージを伝えたり，気になったことや相談したいことをメール等で発信したり，見た人がわかる範囲で答えたりします。また，傷や褥瘡などの処置について相談したいときにも，「記録の写真を添付しているので確認してください」と送信すれば，チームリーダーや時間のある看護師が確認をして処置の方法を伝えたりすることもできます。

● **スケジュール管理**

　看護師が欠勤したり，臨時の訪問が入った場合，スタッフのスケジュールが追加になることはしばしば起こります。そのようなときに手元に利用者情報があれば，そのまま出向くことができます。オンライン上でスケジュールを確認して訪問先に移動することができるので，皆が同じ内容を各々の場所で確認できるというメリットがあります。また，ソフトやアプリによっては，自分以外のメンバーがどこを訪問をしているか確認できるため，臨時の訪問を誰に調整したらよいかもわかりやすくなります。

● **働きやすい環境の構築**

　感染対策の一環で直行直帰をしたというときにも，自宅でも情報にアクセスできるので，クラウド型電子カルテやコミュニケーションツールはとても有効です。また，子どものお迎えなどで早めに帰宅する場合においても，事業所に寄らずに帰宅でき，働きやすさを構築するにはとてもよいツールといえます。直接相手に会えなくても，オンライン会議で相手の表情を見て会話をすることは，元気かどうかを確認できる安心もありますので利用しましょう。

● **効果的なオンラインの会議やカンファレンス**

　今まで退院・退所カンファレンスでは，病院（施設）に出向き，話をして帰宅するということが多かったと思います。こうすると，場所にもよりますが2〜3時間かかることも多く，スケジュール管理が大変でした。しかし，近年は事業所と病院（施設）がオンライン上でつながって，会話ができるようになり，とても効率化ができてきていると感じています。出向く時間が大幅に減ったので，その分を訪問に回したり，管理業務をしたり，また新人看護師と一緒に退院カンファレンスに参加することで教育にも役立ちます。

　また，地域で多職種連携をする際にも，オンラインでの会議やカンファレンスが増えてきています。筆者が特によかったと思っているのは，現場のホームヘルパーの方々と直接話をする機会が増えたことでした。何を不安に思っているのか，何に困っているのかを聞くことができるようになったので，課題も見えて大変有効であると同時に，「顔の見える化」を促進することができるようになっています。

（加藤希）

---

**参考文献**
・厚生労働省：介護現場におけるICTの利用促進．https：//www.mhlw.go.jp/stf/kaigo-ict.html（2023年7月11日閲覧）

## 34 管理者・経営者として必要なマナーは？

A
- 基本的なビジネスマナーは習得すべきである
- 相手を思いやることや相手の立場に立って考えることが大切となる

### ◆基本的なビジネスマナーは習得すべき

本書を読んでいる人のなかには，病院を退職後に訪問看護を起業しようという人もいると思いますが，筆者が起業してみて最初に学ぶべきものと実感しているのは，基本的なビジネスマナーです。

病院勤務時は病院内での医師や多職種とのやりとりがほとんどでしたが，起業すると他業界の方とのつながりが生まれ，外部の人とのやりとりが圧倒的に増えます。筆者は，起業前は名刺ももっておらず，名刺の渡し方も知らないところからのスタートでした。ビジネスにおいて相手に好印象をもってもらい，互いの信頼関係を基盤として気持ちよく仕事ができることはとても重要なことなので，マナーの基本をおさえておくことは大切です。

### ◆ビジネスマナーとは

ビジネスマナーとは，ビジネスを円滑に進めるための礼儀やマナーのことをいいます。マナーの本質は「相手を思いやる心」と「相手の立場に立てる心」といわれています[1]。

人の第一印象は視覚情報でつくられているといわれます。そのため,「表情・態度・身だしなみ」がとても重要になります。

第二印象は主に聴覚から受け取る情報です。「挨拶・言葉遣い・返事をする・相手の名前を呼ぶ」という4つは，会話のなかで発生することが多く，声のトーンや話し方などによって第二印象がつくられていきます。

「ビジネスマナーの基本7原則」（表）は，コミュニケーションと仕事の質の向上につながります。「目配り・気配り・心配り」はコミュニケーションの質を高め，「丁寧に・正確に・迅速に・察する」は仕事の質を高めることにつながります[2]。

その他にも，おさえておくべきビジネスマナーやスキルには，

・好感のもてる挨拶の方法
・報告・連絡・相談のスキル
・電話対応スキル
・メールやビジネス文書の基本

などがあります。

**表 ビジネスマナーの基本7原則**

|  | ビジネスマナーの基本7原則 | ビジネスマナーの基礎7原則 |
|---|---|---|
| 1 | 表情 | 目配り・耳配り |
| 2 | 態度 | 気配り |
| 3 | 身だしなみ | 心配り |
| 4 | 挨拶 | 丁寧に |
| 5 | 言葉遣い | 正確に |
| 6 | 返事をする | 迅速に |
| 7 | 相手の名前を呼ぶ | 察する |

西出ひろ子：ビジネスの基本とマナー．p.40，学研プラス，2021.

**◆相手を思いやることや相手の立場に立って考えることが大切**

　基本的には，「相手を思いやること」や「相手の立場に立って考えること」がビジネスマナーの基盤になります。いつも相手の立場や相手への思いやりをもって振る舞うこと，そして正しいスキルを身につけることが円滑なコミュニケーションにつながり，ビジネスにおいて良好な関係性を築くことにつながります。
　　　　　　　　　　　　　　　　　　　　　　　　　　　　　（柳澤優子）

**引用文献**
1）西出ひろ子：ビジネスの基本とマナー．p.23，学研プラス，2021.
2）1）．p.62.

**35** 経営戦略を立てよう

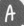

- 経営戦略とは，事業目的を達成するための方針である
- 経営戦略の立て方には流れがあることを理解する
- 事業の実行後は，振り返りも重要となる

#### ◆経営戦略とは事業目的を達成するための方針

　経営戦略を考えるうえで，組織のビジョンは重要です。どういう世界をつくりたいのか，そのためにはどういった企業になりたいのか，そのビジョンが経営戦略の土台となります。

　ビジョンをつくるときに「いいケアがしたい」という想いを話す人もいますが，それはビジョンではありません。事業の方針です。ビジョンとは，実現したい未来のことなので，いいケアをすることで何を実現したいか，を考えていくとよいでしょう。

　いいケアをすることで，誰がどういう状態になるのか，それによって社会がどう変わっていくのか，そこを想像するとビジョンが磨かれていくと思います。例えばですが，「いいケアをしたい，それを通じて家に帰りたい人が家に帰れる社会にしたい」と考えた場合，「家に帰りたい人が家に帰れる社会にする」というのはビジョンです。そういった形で考えてみるとよいと思います。

#### ◆経営戦略の立て方には流れがある

　ビジョンを明確化した後は，現状分析をする必要があります。現状分析は，社内・社外の環境を分析していくという形になります。いくつかフレームがあるため，紹介したいと思います。

#### ● SWOT 分析

　自社の外部環境と内部環境を分析する際に活用できます。SWOT とは，Strength：強み（内部環境），Weakness：弱み（内部環境），Opportunity：機会（外部環境），Threat：脅威（外部環境）の頭文字からとっています。SWOT 分析のマトリクスは，Q9 の 表1 を参照してください（p.55）。

強みや弱みは内部環境のことなので，スタッフ構成や得意不得意なこと，外部とのリレーション（関係）が内部にどのくらいあるか，といったことが例としてあげられます。

機会や脅威は外部環境にあたるもので，この地域で訪問看護への期待が高まっている，在宅に返そうという機運がある，在宅療養支援診療所が増えているのかあまりないのか，施設が中心になっている，大きな資本をもっている大手が出店してきている，といった内容が考えられます。自分で一度やってみた後にスタッフと一緒に行うと，自分たちがもっている資源や自分だけでは見えていなかったリスクが見えたりするので効果的です。

また，各項目を記載した後に，「強み×機会」「弱み×機会」「強み×脅威」「弱み×脅威」といったように，クロス分析をすることで，より深く理解ができます。

● 3C 分析

3 つの C がつく要素を分析すると，自社の現状を把握するときに活用ができます。3C とは，Customer：市場・顧客，Company：自社，Competitor：競合のことです，Q9 の 図3 も参照してください(p.55)。

3C 分析は，市場・顧客にどういったニーズがあるのかを考えることからスタートします。老老世帯が多い，重症心身障がい児が増えている，認知症の人が多いなど，地域の状況を考えます。その後に，競合他社がそのニーズや困りごとに対応できているか，ニーズを満たせているかを考えます。最後に，自社がそのニーズを満たすことができるかを考えます。

ポイントとしては，市場・顧客にニーズがあり，他社が満たせていない場合で，自社が満たせると，自社の強みとして事業戦略を前に進めやすくなると思います。

● PEST 分析

PEST 分析は，経営戦略を立案する際，自社の業界や市場だけでなく，さらに広い視野で外部環境を分析するときに活用できます。Politics：政治，Economy：経済，Society：社会，Technology：技術の 4 項目から，マクロの外部環境要因を分析します。Q9 の 図2 を参照してください(p.54)。

特に訪問看護は制度ビジネスといわれており，制度によって価格が変わります。制度決定は，政治や経済，社会や技術革新の影響を受けるため，"未来を考える"うえで，知っておくとよいと思います。

介護保険は 3 年に 1 回，医療保険は 2 年に 1 回，報酬体系や制度の改定が

あります。それがどういう方向性に向かっていくかは，厚生労働省の計画や政治の動きを見ていく必要があります。また，経済力が弱くなると診療報酬等も下がっていく可能性があります。2023（令和5）年現在，高齢化に伴い毎年医療費は増大していますが，経済が停滞していたわが国の状況においては，訪問看護に投資対効果があるという証明をよりいっそうできないと，現在の点数が今後も維持される保証はないと思います。

　また，情報技術においても，ICT化，遠隔診療，AIなど，さまざまな技術革新が出てくることでケアの提供体制にも影響があるため，注視しておくとよいと思います。

### ◆事業の実行後は振り返りも重要

　現状を分析した後に，ビジョン実現のためにどのようなサービスを提供し，どこに限られた資源を投資するのか，他社との差別化をどう図るのかといった中長期戦略を考えます。

　例えば，地域で小児を看ることのできる訪問看護ステーションが少ないため，小児に強い訪問看護ステーションをつくるとした場合，資源をスタッフの採用や教育に優先的に投資するということになるかもしれません。また，地域ニーズを分析し，3年後にどうなっているか，10年後にどうなっているかを予測して事業計画を立てます。

　そして，その事業計画を実現するために各機能がどうあるとよいか，社内機能に対する戦略を立てます。教育や総務，人事など経営者がすべてを行うところから，どのタイミングで分業していくかを考えていきます。この方針も，資源が有限であるために，優先順位をつけて考えていく必要があります。

　その後，その戦略に基づき戦術を考え，実行していきます。それが順調かどうかをモニタリングすることも大切です。また，昨今は外部環境の変化が激しいため，ある時点の正解が未来では正しくなくなってしまうかもしれません。外部環境や内部環境の分析を適宜行い，戦略の見直しも行うとよいと思います。

（藤野泰平）

## 社会保険労務士とうまく正しく付き合うには？

**A**
- 社会保険労務士の業務範囲を把握する
- スポットで依頼することもできるので，そのような利用も視野に入れる
- 依頼方法としては，顧問となってもらうこともあるし，スポットで協力してもらうこともある

### ◆社会保険労務士の業務範囲を把握する

社会保険労務士（社労士）の業務には，「社会保険」と「労働」の2つの分野があります。具体的には，労働社会保険手続業務，複雑・多岐にわたる労働社会保険の諸手続きを代行して行います。

社会保険分野については，次のような手続きが例としてあげられます。

・企業が社会保険に加入するための手続き

・従業員の入退社に関する手続き

・賃金が変動した場合の手続き

・従業員に労働災害が生じたときの手続き　など

労働分野については，就業規則や有給休暇取得，ハラスメントへの対策などがあります。

### ◆スポット的に依頼をすることもできる

これらは，経営者が自分で正しく行うにはかなりの時間がとられる可能性があるため，社労士に依頼したほうがよいと思います。例えば，顧問として契約するのではなく，スポットで依頼ができる場合もあります。依頼数が少ないうちは，スポットで依頼することでコストを抑えることもできます。

社労士との相性もありますので，まずはスポットで依頼をし，よいパートナーになれそうだと感じ，投資対効果も高いと考えた段階で，顧問契約を結ぶとよいでしょう。

（藤野泰平）

## 37 申請が通る前から営業をしてもよい？

A
- 開設前はどういう状態かを理解しておく必要がある
- 許可証が出る前に営業を行ってよいかは自治体による

### ◆開設前はどういう状態かを理解しておく必要がある

　多くの自治体が「開設日の2か月前の月末まで」に申請書類を提出する，というルールにしていることが多いと思います。この2か月前に申請書類を提出した後は，申請が許可されている状態ではないことを知っておく必要があります。申請をして許可証が出るまでの間は，審査中ということになります。

　審査中ということは，申請許可が出ている状態ではありません。多くの場合，申請して許可が出ないことは少ないため誤解しやすいのですが，許可証が発行されるまでは審査中であると理解しておいてください。

### ◆許可証が出る前に営業を行ってよいかは自治体による

　許可が出される前に営業を行ってよいかについては，自治体によってスタンスが違う可能性もあるため，確認を必ず行ってください。ある自治体では，営業や広報において，〇月〇日OPENと記載することはNGといわれています。これは，開業が決定しているわけではないからです。ただし，開業予定と記載をすればよいという自治体もあります。

　そういった意味で，営業を行うときに「行政には書類を提出済みで，〇月〇日開業予定です。開業しましたらまたご連絡させていただきます」といった形はよし，とする自治体もあるかもしれません。

　制度のなかで行うビジネスであるため，自治体の方針をしっかり知っておくと，後からトラブルになりにくいと思います。

（藤野泰平）

**賠償責任保険について教えてください**

- 賠償責任保険とは何かを理解する
- 申請前に加入が必要となる
- 賠償責任保険を選ぶポイントをおさえるようにする

## ◆ 賠償責任保険とは何かを理解する

　訪問看護師は，個人の家に訪問して訪問看護を提供しますが，賠償責任保険は，例えば，訪問看護中に利用者・家族にけがをさせてしまったり，家財を破損させてしまった際に，その損害を保証するための保険です。

## ◆ 申請前に加入が必要

　賠償責任保険は，開設申請前に加入しておくことが必須です。賠償責任保険の種類や内容について理解し，必ず加入するようにしましょう。

## ◆ 賠償責任保険の紹介

### ● 公益財団法人日本訪問看護財団：あんしん総合保険制度

　日本訪問看護財団が提供している賠償責任保険制度です。訪問看護事業で起こり得るさまざまなリスクに対して，ステーション賠償責任保険，什器・備品損害補償，業務従事者損害保険，業務従業者感染症見舞い補償，サイバーセキュリティ保険など，5つの保険・補償があります。この保険制度に加入するには，公益財団法人日本訪問看護財団の団体会員であることが条件となります。

### ● 一般社団法人全国訪問看護事業協会：訪問看護事業者総合補償制度

　全国訪問看護事業協会が提供している賠償責任保険制度です。訪問看護事業者賠償責任保険のほかに，居宅サービス・居宅介護支援事業者賠償責任保険，クレームサポート補償特約，サイバープロテクターなど，さまざまな補償があります。

#### ◆賠償責任保険を選ぶポイント

　事業所にとって必要な補償内容を選択します。規模が大きくなるにつれてさまざまなリスクが出てくるため，オプションとなっている補償への加入も検討します。補償内容や補償範囲についてもよく読み込んで選択してください。

　賠償責任保険は，事業所や働くスタッフ，利用者・家族を守るための大切な保険です。事業所の規模や状況にあわせて必要な保険・補償への加入を行いましょう。

　　　　　　　　　　　　　　　　　　　　　　　　　　　　　　（柳澤優子）

組織として取り組むこと

**Q 39** ヒヤリ・ハット，インシデントの対応について教えてください

**A**
- 「ヒヤリ・ハット」とは，ミスを犯しかけたが途中で気づき，利用者には影響がなかった事象のことである
- 「インシデント」とは，ミスを犯して誤ったことを行ったが，結果的には利用者への影響がなかった事象である
- 「アクシデント」とは，ミスを犯して，利用者の心身に影響を及ぼし，何らかの処置が必要となってしまった事象である
- ハインリッヒの法則では，1 つの重大事故の背後には 29 の軽微な事故があり，その背景には 300 のヒヤリ・ハットが存在するといわれ，その対応に注意する必要がある

**◆ リスク管理が必要な理由**

　リスクを管理することは，経営においてとても大切です。訪問看護におけるリスク管理はいろいろ考えられますが，例えば看護ケアの場面では，故意ではないものの転倒させてしまったり，リハビリテーションとして他動運動をしている間に骨折させてしまう，体位変換で骨折してしまうなどが考えられます。また，コミュニケーション不足によって生じる「言った」「聞いてない」というトラブルや，紛失や物損，個人情報の漏洩，交通事故，自然災害などがあります。

　「ヒヤリ・ハット」「インシデント」「アクシデント」の意味するものは上記にまとめましたが，簡単にいえば，ミスのせいで利用者に悪い影響が出てしまったのが「アクシデント」，悪い影響がなかったのが「インシデント」，ミスの前に気づいたのが「ヒヤリ・ハット」です。しかし，「ヒヤリ・ハット」と「インシデント」には「重大事故には至らなかった」という共通点があるため，分けて考えないことも多く，厚生労働省でも次のように，インシデントとヒヤリ・ハットは同じ意味とみています。

> 「アクシデント」は通常，医療事故に相当する用語として用いる。（中略）同義として「事故」を用いる。
> 「インシデント」は，日常診療の場で，誤った医療行為などが患者に実施される前に発見されたもの，あるいは，誤った医療行為などが実施されたが，結果として患者に影響を及ぼすに至らなかったものをいう。（中略）同義として「ヒヤリ・ハット」を用いる。

厚生労働省医療安全対策検討会議報告書：医療安全推進総合対策；医療事故を未然に防止するために．2002.

#### ◆ 危難が発生した際

　危難（生命にかかわるような危険なこと）が発生した際には，その前に多くの「ヒヤリ・ハット」が潜んでいる可能性があるため，「ヒヤリ・ハット」の事例を収集・分析し危難を予防することが大切です。そこで，あえて各個人が経験した「ヒヤリ・ハット」の情報を公開し，共有することによって，事故の発生を未然に防止する必要があります。怖がらず・恥ずかしがらず，また些細なことと思わずに，チーム内で共有することで，同じようなトラブルに巻き込まれることを防ぐことができ，訪問看護ステーションとして適切な対処をすることができます。まずは事実を受け止め，チームで共有をして対応策を考えることが肝要です。小さなことでも些細なことでも話せる雰囲気を醸成していきましょう。

#### ◆ ハインリッヒの法則

　ハインリッヒの法則とは，労働災害の統計から導き出された経験的法則です。1つの重大事故の背後には29の軽微な事故があり，その背景には300の「ヒヤリ・ハット」が存在するというものです。

　そうなると，前述のとおり，やはりわたしたちは「ヒヤリ・ハット」の共有をして，重大な事故に結びつかないようにしていく必要があります。報告書をとおして振り返りをしたり，検討する機会を設けたり，マニュアルの見直しや修正をしながら，自分たちのステーションにあう「ヒヤリ・ハット」「インシデント」の対応をバージョンアップさせていきましょう。　　　　　　（加藤希）

## 自動車・自転車事故発生時の対応について教えてください

- 事故があったときは，誠実にかつ迅速に対応をする
- 日頃から自動車や自転車をしっかりと点検する
- 事故を防ぐために地域の交通事情を把握し，情報を共有する

### ◆ 事故があったときは誠実にかつ迅速に対応をする

#### ● フローチャートなどを使って対応を周知する

　訪問看護の移動手段として自動車や自転車を使うことが多いと思いますが，事故発生時の対応には迅速かつ丁寧な対応が求められます。経営者・管理者は交通事故が起こったときの初期対応を，スタッフに浸透させる必要があります。

　交通事故を起こしてしまったときのフローチャート（ 図1 ）を作成しておくとよいでしょう。現場で何をすべきか，どう行動すべきか（誰に連絡をするか），事故直後は動揺すると思うので，すぐに対応できるように周知をしておくと同時に，他のスタッフでフォローする体制を整えておくことが必要です。自損事故で軽微な場合でも，無理せずに休憩をとることも必要かもしれません。

　自転車で転倒しそうになったり，実際に転倒したりすることもありますが，軽傷や無傷の場合は職場の携帯電話などに，「今，○○で転んでしまいましたが，けがはしていないので，そのまま次の訪問に向かいます」とメールなどが流れてくることもあると思います。そのようなとき，筆者のステーションでは，「わたし，訪問変われますよ」とか，「大丈夫ですか」などとすぐに返信して，スタッフみんなでフォローをしています。管理者としては，スタッフが動揺しながら次の訪問に向かうことがないように，電話でフォローをするようにしています。

#### ● 交通ルールを守りましょう

　何よりもまず，日頃から交通ルールをしっかり守ることが大切です。筆者はスタッフに，心に余裕をもち，安全に訪問するように声かけをすると同時に，訪問の到着時間も，9時半からの訪問の場合は「9時半〜10時の間に訪問します」というように，時間の余裕をもって利用者家族に伝えるようにしています。

　訪問看護において時間の管理は大切ですが，時間に追われてしまうことで焦

り，事故を起こすことがないようにするためのリスク管理も大切です。利用者もある程度の時間の余裕をもって待ってくれていることを考えると，利用者と看護師の相互間の信頼関係がいかに大事かがわかります。筆者のステーションのビジョンの中に，「サービスを受ける人と，サービスを提供する人が気持ちよく過ごすことができることを追求する」というものがありますが，こんな場面でも感じることができています。

#### ◆ 日頃から自動車や自転車を点検する

自転車（自動車）を停めるルールも，その自治体やマンションなどのルールに従い，迷惑にならないようにしたいものです。自転車や自動車には社名が付いています。仕事で乗っているということを意識して，地域住民に迷惑をかけないような振る舞いが必要です。

2023（令和 5）年 4 月 1 日から，道路交通法で自転車利用者にヘルメットの着用が努力義務となりましたので，筆者のステーションではスタッフの安全を考えてヘルメット着用をルール化することを検討しています。

また，筆者のステーションでは，毎年 1 回は近所の自転車屋さんで自転車の点検をしてもらい，自転車に安全マークを貼ってもらっています。自転車は基本，看護師 1 人につき 1 台，専用の自転車を用意していますが，不調と感じながら無理して乗ったりすることがないように，日々声かけをして注意をよびかけています。

#### ◆ 交通事故を防ぐためにできること

筆者のステーションでは，雨の日も電動自転車に乗って移動しています。訪問エリアには高層マンションが多く，ビル風が発生して飛ばされそうになることもあります。そこで筆者のステーションでは，雨の日でも快適に自転車に乗ることができるように，機能性が高く，かつモチベーションも上がる好みの雨具を準備しています。また，危ないと感じたときには自転車を降りる，事前に危険が予測できるときは自転車には乗らず歩いたり車に乗ったりする，など自分を守る行動をとるように日頃から注意喚起をしています。

また，地域の特徴をスタッフで話し合い，「ここの道路は雨の日は滑りやすい」「この道路は，夕方は子どもが多いから注意が必要」「この道は道幅が狭いから，遠回りだけどこっちを回る」などの情報を地図に記入した交通安全情報

共有 MAP をつくり，ステーション内に貼っています（**図2**）。地域の交通事情を把握し，その情報を共有して，事故防止に活用しています。 （加藤希）

交通事故発生

| ・事業所へ連絡<br>　○○○○-○○○○ | ・被害状況の確認<br>・けが人の有無の確認 | ・警察に通報（110番） |

・所長（不在時は他の職員）が現場に向かう
・所長（代理者）は次の訪問を確認して調整する

・応急処置
・救命処置
・必要時救急車の手配（119番）

現場での確認事項
・状況確認
・相手の連絡先
・保険会社の確認
・受診先の確認
・当事業所の連絡先を相手に伝える

・保険会社に連絡
　○○○○-○○○○

**図1** 東京ひかりナースステーションの交通事故発生時の対応フローチャート

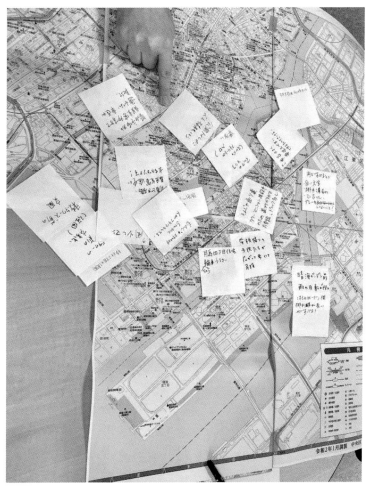

**図2**　東京ひかりナースステーションで活用している交通安全情報共有MAP

**41 感染対策として必要な対応は？**

- 感染対策の原則は，病原体を「持ち込まない」「持ち出さない」「拡げない」ことである
- 感染対策の基本として，標準予防策（スタンダードプリコーション）をおさえ，適切な手指衛生と適切な個人防護具の使用を行うようにする

### ◆感染対策の原則は，病原体を「持ち込まない」「持ち出さない」「拡げない」こと

　在宅ケアの伴走者となる訪問看護師は，利用者の感染管理を行うとともに，利用者にかかわる関係機関と情報を共有し，感染防止に努める必要があります。訪問看護師1人ひとりが感染対策に対する知識や技術を習得するとともに，利用者・家族に感染対策の必要性の理解と協力を得ることが求められます。

　また，病院のように環境整備がされておらず，限られた医療機器や材料で医療処置を行っている訪問看護の現場では，感染のリスクマネジメントが重要です。在宅では利用者がどのような感染症を保有しているのか情報が不足している点や，複数の家を訪問するという特徴から，私たち看護師が感染を伝播してしまう可能性もあります。感染症はしっかりと対策を行えば，罹患を未然に防止することができますので，訪問看護ステーション全体で感染予防に取り組み，正しい知識を身につけることが，利用者や家族のみならず，スタッフや関係職種の身を守ることにつながります。

### ◆感染症の3要因と感染対策

　感染症は，①病原体（感染源），②感染経路，③感受性宿主の3つの要因が揃うことで感染します。感染対策においては，これらの要因のうち1つでも取り除くことが重要です。特に「感染経路の遮断」は感染拡大防止のためにも重要な対策となります。そして，病原体を「持ち込まない」「持ち出さない」「拡げない」ことが原則です。

## ◆感染対策の基本は標準予防策（スタンダードプリコーション）

標準予防策（スタンダードプリコーション）は，CDC（アメリカ疾病対策センター）が提唱しているもので，すべての人は伝播する病原体を保有していると考え，患者及び周囲の環境に接触する前後には手指衛生を行い，血液・体液・粘膜などに曝露するおそれのあるときは個人防護具を用いることで感染リスクを減少させるとしています。

①以下の湿性の生体物質をすべて感染性があるものとして扱う

血液，汗以外の体液（唾液，鼻汁，喀痰，尿，便，腹水，胸水，涙，母乳など），傷のある皮膚，粘膜

②感染症の有無にかかわらず，すべての患者に適用される

これらの湿性物質との接触が予想されるときには個人防護具を用い，処置の前後には手洗い・手指消毒を行うことが，すべての感染対策の基本である

③標準予防策の具体的方法

・適切な手指衛生（手洗い・擦式アルコール手指消毒剤）

・適切な個人防護具の使用

・環境整備

・使用済み器材などの取り扱い

・在宅廃棄物の取り扱いの注意点

（加藤希）

—————————————

### 参考文献
・徳島県看護協会，徳島県訪問看護センター：訪問看護ステーションのための感染予防対策マニュアル．2021．https://tokushima-kangokyokai.or.jp/safety/infection/（2023年7月11日閲覧）

## ハラスメントへの対応はどうすればよい?

- ハラスメントは,職場でも訪問看護の現場でも発生する可能性があるので,事業所での対応をあらかじめ決めておく
- ハラスメントの定義を,スタッフに周知する必要がある
- 管理者はスタッフがより高いパフォーマンスを発揮できるように,事業所内の環境を整え,サポートする

### ◆ハラスメントは職場でも訪問看護の現場でもどこでも起こる

訪問看護師は,労働者として安全と健康が確保されるとともに,快適な職場環境で働く権利があります。労働安全衛生法では,「職場における労働者の安全と健康を確保するとともに,快適な職場環境の形成することを促進すること」と示されています。

労働安全衛生法第3条には,事業者等の責務として「事業所は,単にこの法律で定める労働災害の防止のための最低基準を守るだけではなく,快適な職場環境の実現と労働条件の改善を通じて職場における労働者の安全と健康を確保しなければならない」とあり,設置法人の責任者や事業所の管理者がその責務を担うことになっています。

また,第4条には労働者の責務として,「労務災害を防止するため必要な事項を守るほか,事業所その他の関係者が実施する労働災害の防止に関する措置に協力するように努めなければならない」と書かれています。これは,労働者であるスタッフも,安全で快適な職場環境を守るために協力する義務があり,組織全体で取り組んでいくことが重要だということです。

### ◆ハラスメントの定義:ハラスメントとは人に対して自身の言動がもたらす「迷惑行為」

ハラスメントとは,「それぞれの理由で,他者に対して行われる言動が,その意図にかかわらず相手を不快な思いにさせる,不利益を与える,尊厳を傷つける,不安や脅威に陥れるような場合のこと」[1]と定義されています。ハラス

メントには，パワーハラスメント，セクシャルハラスメント，マタニティハラスメント，モラルハラスメントなどがありますが，それぞれに共通しているのは，言葉や行動による嫌がらせ行為であるということです。管理者はスタッフがより高いパフォーマンスを発揮できるように，職場でハラスメントが発生しないように事業所内の環境を整え，サポートする必要があります。

しかし，職場以外でも，医師や薬剤師などの他職種，外部の第三者，利用者・家族からハラスメントを受ける可能性もあります。職場での暴力やハラスメントについてはさまざまな調査が行われており，多くの看護職が被害に遭っているという結果も報告されています。

#### ◆ 管理者に求められることは「事業所内環境の整備とサポート」

看護師がハラスメントを受けても看護師個人の問題とされることが多く，十分な対応がとられておらず，医師や先輩から指導と称して社会性を欠く言動を受けたとしても，看護師は自分が至らないからと思っているという現状があります。また，部下や後輩への指導が過剰になり，ついつい言い過ぎてしまうということも誰にでも起こり得ることかもしれません。

加害者に悪気がなくても，業務の適正な範囲を超えて精神的・身体的な苦痛を相手に与える行為はハラスメントとみなされます。職場内でのハラスメントは誰もが当事者になり得る問題であり，ハラスメント対策を進めていくうえで，どういった行為がハラスメントなのかを理解することが必要です。

#### ◆ 訪問看護師が利用者・家族からハラスメントを受けることもある

訪問看護師が利用者・家族から，ハラスメントを受ける場合も考えられます。リスクアセスメントをして，予防できる体制を整え，スタッフが安心安全に働ける環境を構築することは，管理者の大切な責務です。契約書や重要事項説明書に暴力・ハラスメントを受けた際の対応について記載し，サービス提供前に必ず説明をして，看護師ができること・できないことを伝えましょう。そして，サービスの受け手である利用者や家族にも一定のルールを守ってもらうよう働きかけをします。

「サービスを受ける人と，サービスを提供する人が気持ちよく過ごすことができる」ように暴力・ハラスメントを未然に防ぐことが大切です。

## 訪問看護ステーションとしてのハラスメント対策

・ハラスメントの体制整備について協議や検討をする

・ハラスメントの対応マニュアルを作成する

・契約書や重要事項説明書に暴力・ハラスメントに関する項目を載せる

・どのような行為を暴力・ハラスメントとみなすか，事業所内で統一する

・事業所内にポスターを掲示し，ハラスメントの対応に関する意識を高める

・相談窓口を設置する

・困りごとがないか，個別の面談をする（相談窓口を設ける）

・些細なことも発言できる職場の雰囲気を醸成させる

・暴力・ハラスメントにおける研修を計画的に実施する

（加藤希）

引用文献

1) 保坂隆：ハラスメントと職場のメンタルヘルス. 保健の科学, 57 (5)：292-296, 2015.


参考文献

・日本看護協会政策企画室編：2023 年 保健医療分野における職場の暴力に関する実態調査. 日本看護協会, 2004. https://www.nurse.or.jp/nursing/home/publication/pdf/research/71.pdf

・日隈利香：看護職員のハラスメント問題に関する研究：全国の保健・医療・福祉機関に勤務する看護師を対象にしたアンケート調査結果より. 第 43 回日本看護学会論文集 精神看護, pp.128-131, 2013.

・日本医療労働組合連合会：2013 年度看護職員労働実態調査「報告書」. 医療労働臨時増刊, 2014.

**43** 災害への対応について教えてください

- BCP を作成する
- 定期的に研修や訓練を行う
- ステーションの横のつながりを強化して，日頃から連携をしておく

## ◆BCP を作成する

　災害が発生すると，災害の程度にもよりますが，通常どおりに業務を実施することが難しくなります。業務を中断させないように日頃から準備するとともに，もし中断した場合でも優先順位を設け，業務を行うことができるように，計画書をまとめておくことが大切です。平常時から自事業所の状況をまとめ，周辺の災害時の拠点やライフラインが止まったときの対策など，災害発生時に事業を継続することができるように検討し，BCP（事業継続計画）を策定しましょう。

　また，令和3年度介護報酬及び令和4年度の診療報酬の改定において，訪問看護ステーションにBCPの作成（表）とともに，委員会の開催，指針の整備，研修の実施，訓練（シミュレーション），職員への周知，定期的な見直しの実施等が義務づけられました（2024（令和6）年までは努力義務）。

　訪問看護ステーションとして，今後起こり得る事態に対応できるよう，日頃から災害対策を備えておくことが重要です。災害発生時には，地域で求められる役割を果たすべく，利用者に必要なサービスを継続的に提供できるよう準備を整えておきましょう（p.106 参照）。

## ◆ステーションの横のつながりを強化して，日頃から連携をしておく

　東日本大震災のとき，筆者は利用者宅に訪問中で，非常に揺れましたが幸いにも大事には至りませんでした。ただ，マンションが多い地域なので，エレベーターが動かず，また，デイサービスから帰れない利用者や認知症の独居利用者と連絡がとれずに困ったことがありました。人工呼吸器やエアーマットレスを使用している利用者宅を回って安否確認をしましたが，当日の夜には緊急電話

がうまくつながらないということもありました。

　業務中に被災すれば，自事業所に戻るよりも，周辺の訪問看護ステーションが近いという場合もあるかもしれません。そんなときに，近隣の訪問看護ステーションと連携できるように，日頃から情報共有や災害時の BCP も含めて連携ができるとよいと思います。どう連携をしていくかが，今後の課題でしょう。

（加藤希）

**表　訪問看護事業所における BCP 作成**

| BCP において重要な取り組み |
| --- |
| ・各担当者をあらかじめ決めておくこと（誰が，いつ，何をするか） |
| ・連絡先をあらかじめ整理しておくこと |
| ・必要な物資をあらかじめ整理，準備しておくこと |
| ・上記を組織で共有すること |
| ・定期的に見直し，必要に応じて研修・訓練を行うこと |

| 災害時に訪問看護事業者に求められる役割 |
| --- |
| ・サービスの継続<br>　極力業務を継続できるよう努めるとともに，万一，業務の縮小や事業所の閉鎖を余儀なくされる場合でも，利用者への影響を極力抑えるよう，事前の検討を進めることが肝要である |
| ・利用者の安全確保<br>　「利用者の安全を守るための対策」が重要である |
| ・職員の安全確保<br>　職員の過重労働やメンタルヘルス対応への適切な措置を講じることが使用者の責務である |
| ・地域への貢献<br>　施設がもつ機能を活かして被災時に地域へ貢献することは重要な役割である |

（つづく）

## BCP 作成のポイント

1. 正確な情報集約と判断ができる体制を構築しておく

   全体の意思決定者を決めておくこと，各業務の担当者を決めておくこと（誰が，何をするか），関係者の連絡先，連絡フローの整理が重要である

2. 自然災害対策を「事前の対策」と「被災時の対策」に分けて，同時にその対策を準備しておく

   1) 事前の対策（今何をしておくか）

   ・設備・機器・什器の耐震固定

   ・インフラが停止した場合のバックアップ

   2) 被災時の対策（どう行動するか）

   ・人命安全のルール策定と徹底

   ・事業復旧に向けたルール策定と徹底

   ・初動対応（①利用者・職員の安否確認，安全確保，②建物・設備の被害点検，③職員の参集）

3. 業務の優先順位を整理する

   職員の出勤状況，被災状況に応じて対応できるよう，業務の優先順位を整理しておくことが重要である

4. 計画を実行できるよう普段からの周知・研修，訓練

   ・危機発生時においても迅速に行動ができるよう，関係者に周知し，平時から研修，訓練（シミュレーション）を行う

   ・最新の知見等を踏まえ，定期的に見直す

厚生労働省老健局：介護施設・事業所における自然災害発生時の業務継続ガイドライン. 2020. より抜粋，一部改変　https://www.mhlw.go.jp/content/000749543.pdf

---

**参考文献**

・全国訪問看護事業協会：BCP（業務継続計画）策定について. https://www.zenhokan.or.jp/bcp/（2023年7月21日閲覧）

**コラム** *6*

## 経営者になってわかった「労働者」のよいところ

-----------------------------------------------------------------------------

### ● 毎月お給料が支払われるってありがたい！

　私は看護学校を卒業してから 10 年間，急性期病院に勤務していました。その 10 年間は労働者として働いていたわけですが，経営者の立場になって痛感したのは，労働者のときには当たり前に支払われていたお給料の有り難みでした。一生懸命働いてくれたスタッフに給与を支払うことは経営者として当然のことですが，開設当初からの数年は，資金繰りが大変な時期もあり，減り続ける通帳の貯金残高と睨めっこしながら給料を支払っていました。

　もちろん，スタッフには笑顔と感謝の気持ちで渡すのですが，毎月分の給与をきちんと支払うということは実は大変なことだということを，経営者になって実感したのです。一方で，スタッフに今月も無事に給与を支払えたという安堵感や，感謝の気持ちを賞与や昇給で還元できるのは，経営者の喜びとやりがいの 1 つであるとも感じています。

### ● 産前産後休業・育児休業ってありがたい！

　私は経営者になってから第二子を妊娠・出産しました。第一子を妊娠・出産したとき，前職では，産前産後休業と育児休業を約 1 年間取得しました。労働者として働いていたときには，権利として休業を取得し，社会保険料が免除されたり，健康保険から出産手当金を，雇用保険から育児休業給付金をもらったりと当たり前のように享受していました。一方，経営者の場合は，労働基準法や育児・介護休業法が適用されないという違いがあるため，産前産後休業や育児休業の法的な権利はなく，育児休業に伴う社会保険料の免除や給付金もないという状況でした。

　在宅看護センター Life&Com では，開業後 3 名のスタッフが産前産後休業や育児休業を取得しています。労働者にとっては，休業中も安心して妊娠・出産・育児ができる大切な制度であると感じています。

### ● 労働者を守る権利と法律，相談窓口がある

　経営者になって，改めて労働者はいろんな法律に守られているということを実感しました。日本国憲法第 28 条では，労働者の権利として，【労働三権（労働基本権）：団結権，団体交渉権，団体行動権】を認めています。

また，労働者を守る法律として，【労働三法：労働基準法，労働組合法，労働関係調整法】があります。その他の労働法についても知っておくとよいでしょう。労働に関する相談窓口としては，労働基準監督署や総合労働相談コーナー，労働相談ホットラインなどがあります。

（柳澤優子）

# 4 さあ！ オープン!!

開設直前から直後に考えること・取り組むこと

**44 開所式は行う？ 行わない？**

**A**
- 開所式を行う目的を明確にして、開所式をするか・しないかを決める
- 開所式を行う場合の流れをおさえておく

**◆ 開所式を行う目的を明確にして、開所式をするか・しないかを決める**

　開所式は、関連企業や地域住民、日頃お世話になっている方々に対して、開所を迎えられたことへの感謝とお披露目をする場になります。よって、開所式を行う・行わないは、事業所の判断になります。開所式を行う目的を明確にして、開催する場合には準備を進めていきましょう。

● **開所式を行う目的(例)**
・開業に向けてお世話になった方々へ感謝を伝える
・地域住民や連携する事業所へのお披露目の機会とする
・地域住民に訪問看護ステーションの存在や訪問看護事業について知ってもらう機会とする

● **招待する人**
・開業までにお世話になった方々
・近隣住民や地域の老人会・自治体関係者、社会福祉協議会の方や民生委員など地域住民
・居宅介護支援事業所や在宅支援診療所などの連携機関
・その他、招待したい方

## ✦開所式を行う場合の流れ

### ● 招待状の案内

招待状（表1）を作成し，招待する方の住所録をつくり招待状を送付します。

筆者のステーションの場合，開所式後には，事業所内の案内と軽食を準備して懇親会を行いました（表2）。懇親会は，名刺交換や地域交流の機会にもなります。

### ● 開所式後にはお礼状を送付する

開所式が終わったら，参加してくださった方々，及び招待状を送ったものの参加できなかった方々に，報告を兼ねてお礼状を送付します。　　　（柳澤優子）

**表1　招待状の例**

> 謹啓　○○の候　皆様にはますますご隆盛のこととお慶び申し上げます。
> さて，このたび兼ねてより準備いたしておりました「在宅看護センター○○」を○月○日より開所する運びとなりました。
> このうえは，訪問看護事業をとおして，地域の皆様が安心して穏やかな暮らしを続けられるよう，職員一同精進して参ります。今後とも，ご指導ご支援を賜りますよう心からお願い申し上げます。
>
> つきましては，ご厚情を賜っております皆様への御礼と，地域の方々へのご挨拶の場と致しまして，形ばかりではございますが下記のとおり開所式を催したく存じます。ご多忙中とは存じますが，万障お繰り合わせの上ご参加くださいますようお願い申し上げます。
>
> 　　　　　　　　　　　　　　　記
> 日時：○○年○月○日（○曜日）
> 　　　　○：○〜○：○
> 場所：○○○○○○○○○
> 住所：○○○○○○○○○○○○
> 電話：○○○-○○○-○○○○

**表2** 開所式の式次第の例

○○訪問看護ステーション　開所式

式次第
○開式のことば
○代表理事兼管理者挨拶
○来賓紹介
○来賓祝辞
○スタッフ紹介
○閉式のことば

**45** 挨拶状を送るタイミングはいつ？

- 挨拶状の送り先をまとめる
- 挨拶状を送付するタイミングは，開設の1〜2週間ほど前を目安にする
- 開設許可が下りてから，挨拶回りをする

### ◆挨拶状の送り先をまとめる

　挨拶状は，お世話になった方々や起業をサポートしてくれた方々に，開設をお知らせするためのものです。まずは，挨拶状を送る方々の住所録をまとめましょう。

### ◆挨拶状を送付するタイミングは，開設の1〜2週間前

　挨拶状は，開設の1〜2週間前までに到着するように発送することがマナーとなっています。開所式を行う場合には，開所式の案内状とあわせて送付することもあります。

### ◆開設許可が下りてから，挨拶回りをする

　迷惑にならない範囲で，開設に際してお世話になった方々へご挨拶に回ります。相手の都合を確認し，電話などでアポをとってから挨拶に行くようにしましょう。また，開設後の連携先となる企業や事業所へは，開設の許可が下りてから挨拶回りを行います。

### ● 挨拶状の例

　挨拶状は，開設の報告や感謝の気持ちが簡潔に伝わるように配慮します。時候の挨拶，感謝の言葉，開設の経緯や今後の抱負，結びの挨拶などの構成でまとめるようにします（表）。

(柳澤優子)

**表　挨拶状の例**

謹啓
〇〇の候　ますますご清栄のこととお喜び申し上げます。
平素は格別のお引き立てを賜り厚く御礼申し上げます。
さて，皆様からの温かいご支援のもと準備してまいりました，事業所が来る〇月〇日に開設の運びとなりました。
今後は訪問看護事業をとおして地域の皆様に貢献できるよう努力してまいる所存です。何とぞご支援を賜りますようお願い申し上げます。
それでは，季節柄いっそうご自愛くださいますようお祈りいたします。
まずは簡単ではございますが，書中にてご挨拶申し上げます

謹白

記

〇〇訪問看護ステーション
開業日：
営業日：
営業時間：
所在地：
電話番号：

## Q 46　申請承認前後に地域との関係性をつくるには？

A
- 基本的には，指定申請の承認を受けてから営業活動を開始する
- 指定申請の承認を受けるまでの間，どこに営業に行けば効果的か考え，戦略を練る

### ◆基本的には，承認を受けてから営業活動を開始する

　申請が承認される前に営業を行ってよいかは，自治体によって異なりますので，確認が必要です（Q37 参照）。指定申請が承認されるまでには，通常 1〜2 か月かかります。筆者の経験では，2019 年 4 月 1 日に開業したいと思っていましたが，承認されたのは 2019 年 3 月 26 日だったと記憶しています。本当にギリギリの承認ですので，営業活動は開設のわずか数日前からしかできませんでした。このようなことも想定したうえで，営業活動について考える必要があります。

### ◆承認を受けるまでの間，どこに営業に行けば効果的か考え，戦略を練る

　承認が下りるまでは，どこに営業活動に行くか検討したり，地域の情報を収集したり，訪問診療医が開催している勉強会や介護支援専門員（ケアマネジャー）との集まりなどに参加して，顔の見える関係性を構築しましょう。承認が下りたら，早速名刺やパンフレットを持参して営業活動を始めましょう。

　最近は，訪問看護ステーションが増え，競争が激化している地区も少なくありません。営業を戦略的に行うことで事業所を認知してもらい，そこから自事業所の強みを理解してもらいます。

　依頼があり，質の高い看護を実践して成果が得られれば，継続的に依頼をいただけるはずです。一歩ずつ頑張っていきましょう！　　　　　　　　（加藤希）

**どこに営業に行けばよい？**

- 主な営業先は，医療機関や居宅介護支援事業所，地域包括支援センターである
- 営業へ行くときは，相手先の情報を収集してから訪問する
- アポイントをとってから出向くようにする

## ◆営業先と訪問の仕方：情報を収集してから訪問しましょう

### ● 医療機関

　医療機関には，在宅クリニックや地域の診療所，基幹病院などがあります。

　既存の在宅クリニックはすでに訪問看護ステーションを使っているところが多く，新規開設の訪問看護ステーションが依頼をいただくのはハードルが高いのですが，しっかりアポイントをとって，積極的に挨拶に行きましょう。クリニックが主催している勉強会などをとおして接点をもち，顔を覚えてもらうことも大切です。勉強会などがあれば積極的に参加しましょう。

　地域の診療所は，訪問診療や往診を積極的にしている地域密着型の診療所に挨拶に行きましょう。ここもしっかりアポイントをとります。

　病院の場合，それぞれで窓口は違いますが，退院調整看護師やソーシャルワーカーがいる退院調整室や地域連携室に行きましょう。

### ● 居宅介護支援事業所

　居宅介護支援事業所は，介護支援専門員（ケアマネジャー）が所属している事務所です。1〜10人以上所属する事業所までさまざまですので，しっかり情報収集をしてから出向きましょう。

### ● 地域包括支援センター

　地域包括支援センターは要支援の利用者を担当していますが，介護保険申請の相談窓口でもあります。医療ニーズの高い人や難病，がんの末期と診断された人が相談に行くことも多いので，開設したことをきちんとアピールします。営業に行くときには，地域性のことや相手先の情報をしっかり収集してから行きましょう。

## ♦ アポイントをとってから出向く

### ● 営業頻度

　営業頻度はとても難しいところではあります。初回は対面，以後は書面などを活用してもよいかもしれません。何度も行くと，また来たかと思われることがあるかもしれませんので，相手の反応を敏感に感じとることが大切です。依頼をいただいたら，その後連携をして，自分たちの看護をしっかりアピールできるように，質の高い看護を実践しましょう。また，在宅クリニックや基幹病院が主催している勉強会などに足を運ぶことは，やはりお勧めです。そのなかで交流を深めていくことが，自然と営業につながります。

　居宅介護支援事業所には，月に1度くらいは直接営業をしてもよいと思います。特に利用者を紹介していただいた場合，報告書や計画書をケアマネジャーに持参する形で提出すると，話題にも困らず営業しやすいと思います。

　また，話しやすい，相談しやすい看護師はとても喜ばれます。ケアマネジャーや他職種からは，「医療者に電話するのは勇気がいる」と言われることがあります。それくらい電話をかける，相談をすることはハードルの高いことですので，電話のしやすい，相談しやすい看護師のほうが連携を図りやすいと考えられ，依頼がくる可能性が高くなると思います。　　　　　　　　　　（加藤希）

**Q48　新規依頼から介入までの流れを教えてください**

**A**
- サービスの申し込み→訪問看護指示書の受理→サービスの説明と同意・契約，サービス担当者会議に参加・情報収集→アセスメント・訪問看護計画書の立案→訪問看護の実施というのが基本的な流れとなる
- 訪問看護の依頼があったときからアセスメントは始まっているということを理解する

## ◆訪問看護の流れ

訪問看護は，図の①〜④のように，一定の流れで行われます。

①サービスの申し込み

②訪問看護指示書の受理

③サービスの説明と同意・契約，サービス担当者会議に参加・情報収集

③´アセスメント・訪問看護計画書の立案

④訪問看護の実施

ケア内容のすり合わせ

**図　訪問看護の流れ**

## ◆利用者の申し込みから訪問看護の実施まで—依頼があったときからアセスメントは始まっている

### ● サービスの申し込み—①

医師や介護支援専門員（ケアマネジャー），退院調整看護師やソーシャルワーカー，利用者や利用者の家族などからの依頼を受けて，訪問看護の開始の準備や調整をしますが，その際に，サービスの申込書が発行されます。依頼が地域のケアマネジャーからであれば，訪問看護ステーションが用意している訪問看護申込書に記入をして，ステーションに送られてきます。病院の退院調整看護

師やソーシャルワーカーであれば，電話で受けられるかの打診があり，その後必要な最低限の情報を電話で共有し，サマリーや検査データ，診療情報提供書などが送られてきます。

● **訪問看護指示書の受理―②**

　訪問看護の依頼があり，主治医から訪問看護指示書が交付されたら，指示の内容を確認します。疾患名で，介護保険適用か医療保険適用なのかを確認します。また，日付や指示内容を確認し，理学療法士によるリハビリテーションをする場合には，その指示内容も確認します。

● **サービスの説明と同意・契約，サービス担当者会議に参加・情報収集―③**

　介護保険を利用している利用者の場合は，ケアマネジャーが主催するサービス担当者会議に参加をして，契約を取り交わします。利用者が「説明を聞いていない」とならないように，わかりやすい言葉で丁寧に，重要事項説明書に沿って，事業所の概要，営業時間，サービス時間，利用料金，サービスの内容を説明し，同意を得ます。同時に，個人情報の使用同意や，訪問看護契約書について説明をして契約を取り交わします。サービス担当者会議では，全体の介護サービスの内容を確認し，今までのかかわりや経緯，今後の方向性，利用者や家族の意向を確認します。利用者の状況や希望に応じて，訪問看護の利用回数，曜日や時間を決めます。

● **アセスメント・訪問看護計画書の立案―③´**

　身体状況や精神状態，活動性などを確認して，訪問看護記録に記載します。主治医から説明されている病状を本人や家族がどう受け止めているか，今後どのような生活を希望するか，などの情報も収集していきます。

　収集した情報をもとに十分なアセスメントを行って訪問看護計画を立案しますが，在宅療養におけるニーズを把握し，それを満たすための目標を利用者や家族と一緒に決めて，目標を達成するために提供する看護内容を示し，他のサービスとの役割分担をしながら調整・立案をします。作成した計画書は利用者や家族に同意を得て，主治医に提出します。図の③と③´は同時進行となることが多いですが，主治医やケアマネジャーから訪問看護を勧められたものの，必要ないと考えている人もいますので，まずは訪問看護を利用したいと思っているかを確認をしたうえで同意が得られること，個人情報を使用することの説明と同意がなされることが大切です。

● **訪問看護の実施—④**

　訪問看護計画書に基づいて，訪問看護を提供します。決められた看護を行う
だけでなく，本人のセルフケア能力を高められる働きかけが必要で，追加ある
いは必要なくなった看護ケアは，随時ケアマネジャーと情報を共有していきま
す。

（加藤希）

**Q 49 利用者を増やすには？ 利用者が増えるまでにやれることを教えてください**

**A**
◦ 今かかわっている利用者・家族に質の高い看護を提供し，しっかりと結果を残すことが大切である
◦ 地域のニーズを拾い直す

### ◆今かかわっている利用者・家族に質の高い看護を提供する

　利用者を増やさなくては，と思いますが，まずは，今かかわっている利用者や家族，他職種を大事にして，しっかりと結果を残すことが大切だと思います。質のよい看護を提供していると，利用者や家族，介護支援専門員（ケアマネジャー）は必ず評価をしてくれます。何においても，この結果が次につながります。「大変な事例だったけれど，訪問看護師さんが入ることで，体調が安定して改善に向かっている。リハビリテーションへの意欲が出てきている」，または「本人・家族の希望どおり，家で安らかに最期を迎えることができた」など，この訪問看護ステーションに依頼してよかったという事例を積み上げていきましょう。それが，5年先10年先まで信頼されるステーションになることにつながります。利用者を増やしていくということは，まさに，1つひとつのかかわりを大切にしていくことなのだと思います。

### ◆地域のニーズを拾い直す

　訪問看護ステーションを立ち上げる際に，マーケティングをして，自分の事業所の強みをしっかりと把握して広報もやっているのに，なぜか利用者数が増えないとなると，何が原因なのかを探る必要があります。マーケティングの読みはあっているのか，事業所の強みは地域のニーズにあっているのか，地域は何を求めているのか，他職種との連携はできているのか，などです。

　こういったときには，地域包括支援センターや居宅介護支援事業所に出向き，何に困っているのか，実際に聞いてみるのもよいかもしれません。筆者は，サービス担当者会議に積極的に参加し，利用者や家族だけではなく，ケアマネジャー

や他職種の意見や困りごとを聞いて，「自分たちに何ができるか」を考え，戦略を練ったり事業の方向性を考えたりします。求められなければ，看護を提供することはできません。いかに求められるステーションになれるかが重要なのです。

　筆者の場合は，いただいた訪問看護の依頼は基本的に断りません。求められたら受ける努力をします。その積み重ねが，どんな状況にも対応できる力として備わり，困難事例でも，明日自宅に帰ってくるという急な依頼でも，看取りでも受けてくれるだろうという信頼をいただけたのだと思います。電話をして相談してくれた相手が，筆者のステーションにお願いしたいと考えてくれていること，そのために電話をしてくれていることを考えると，断る理由はみつかりません。今ではありがたいことに，月に20件ほどの新規依頼をいただくこともあります。

　相手の言葉に耳を傾け，真摯に対応する。何が必要で何をすればよいのか，利用者や家族への看護や看護姿勢は，スタッフや他職種へも通じるのだと思います。

（加藤希）

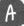

**どんな利用者でも受け入れるべき？**

- どんな利用者でも受け入れることができる事業所になるよう，知識を深めて支援ができる体制を整える
- 断る場合でも，ただ断るのではなく，近隣のステーションを紹介する
- 近隣のステーションと情報共有を図り友好な関係を構築しておく

## ◆利用者は断る対象ではない

　基本的に訪問の空きがあるのであれば，断るという選択肢はありません。この人は問題が多そうだから訪問に行きたくない，などの理由で断ることがないようにします。また，小児だから，難病だからといって，年齢や病気によって断ることも本来はいけません。

　例えば，小児の訪問看護をしたことがないので断るというのではなく，依頼を受けられるような訪問看護ステーションになるように勉強したり，外部の研修に行ったりして自己研鑽をします。その姿勢が，次の可能性を広げていきます。難病でも，がんの末期の症状コントロールでも同じです。常に学ぶ姿勢をもち，利用者・家族が安心して療養できるようにするために，知識を習得して支援ができるようにしていきましょう。

## ◆難しい場合は近隣のステーションを紹介する

　しかし，もしも受け入れられない事情があるときは，近隣の訪問看護ステーションを紹介して，相談者が困らないようにすることも，支援の1つです。

（加藤希）

**Q51 開設後に大切なこととは？**

**A**
- 地域にとって，自分たちの訪問看護ステーションの開設がよかったと思ってもらえるか，メリットが出せているのかを確認する
- 人を育てることは重要である
- 実際に開設してみて大切に思うことは，①信頼を積み重ねること，②ミッションやビジョンの追求と実現，③組織の醸成と他職種との連携，である

**◆地域にとって，自ステーションの開設がよかったと思ってもらえるか，メリットが出せているのかを確認する**

地域に訪問看護ステーションがなかった場合，訪問看護ステーションを開設すること自体が，地域への新たな価値の提供と考えることはできるかもしれません。しかし，地域にはもともと訪問看護ステーションがある場合も多いと思います。その場合は，自分たちが新規にステーションを開設したことが地域にとってよかったと思ってもらえることが重要です。もともとある訪問看護ステーションではできなかった地域のニーズを満たせたり，地域の在宅看取り率や再入院率，救急搬送の出動数を改善することへの貢献などもあるでしょう。

訪問看護ステーションが通常の会社経営と少し違うところは，社会保障であるという点，資金の出資者が市民であるという点です。市民から税金と保険料を託してもらう分，期待以上の成果をあげ地域に貢献することが求められているのです。そういった意味で，自分たちが新規にステーションを開業することで，市民にどういったメリットを提供できるのかということを広い視野で考え，実行していくことが大切なのです。

**◆人を育てること**

また，経営は人づくりであると思います。人が人を思いケアをします。そういった意味で，よい人を育てることが重要です。特に「ケア」の分野においては，千差万別の価値観をもった人がさまざまな疾患に罹患している状況に関し

て，看護の言葉でいえば「生きる力が高まるような環境をつくる」ことが大切といわれています。それは，とてもクリエイティビティ（創造力・独創性）が必要なことだと思っています。そういった意味で，人を育てるというのは，やるべきことを与えることや強制することではなく，その人の想いを聞き，どうすれば生きる力が出てくるのかを考え実行できる人を育てることであると思っています。

　その地域に，自分たちが開設したステーションが来てくれてよかったと思ってもらえるためにも，人を育てるということを継続的に行っていくことが，開設後は大切だと思っています。　　　　　　　　　　　　　　　　（藤野泰平）


## ◆実際に開業してみて思うこと①

### ● 信頼を積み重ねること

　筆者は開設してからしばらく，営業や書類整理などやるべきことをやりながらも，新規依頼の電話が来るか，不安と緊張の日々を送っていました。初めて新規依頼をいただいて訪問看護を提供できたときには，うれしい気持ちで胸がいっぱいになりました。

　筆者が開設後に一番大切にしたことは，1件1件いただく新規依頼に対して，とにかく丁寧にかかわることです。目の前の利用者・家族への日々の看護実践をしっかり行うこと，看護計画書や報告書などの書類関係，主治医や介護支援専門員（ケアマネジャー）など多職種との連携等，1つひとつの業務を丁寧にしっかり行うことが重要であると考えます。日々のカンファレンスや勉強会，接遇，症例検討，デスカンファレンスなど，スタッフ間のコミュニケーションや組織として看護の質を向上するための取り組みも積極的に行いました。

　加えて，看取りなどでサービスが終了した際の紹介先へのフィードバックも丁寧に行っていました。急性期病院や小児の病院から依頼があった際には，自宅での様子を写真に撮らせてもらいメッセージを添えて報告書と一緒に送ったり，主治医やケアマネジャーには看取りのときの本人や家族の様子を伝えながら感謝を伝えたりするなど，「利用者・家族のために協働するチーム」という意識をもってかかわっていくように心がけました。

　開設初期の頃は，提供表や報告書などの書類を届ける機会などを利用して顔の見える関係性をつくることも大切にしました。依頼していただく1つひとつの出会いを大切にしながら，日々の看護実践を丁寧に行い信頼を積み重ねる

ことで，新たな紹介をいただける機会が増えていきました。

　また，開設して数年経つと，以前看取りをさせていただいた遺族から「今度は私のことを…」「今度はうちの父のことも…」という連絡をいただく機会も増えました。地域住民に長くかかわれること，時間をかけて地域に信頼が根づいていくことが，訪問看護の醍醐味であるとも感じています。その最初の一歩をぜひ大切に過ごしてもらいたいと思います。 　　　　　　　（柳澤優子）

## ◆実際に開業してみて思うこと②

### ● ミッションやビジョンの追求と実現

　筆者のステーションは仲間とともに看護や地域への想いを形にして，志をもって開設したステーションですから，廃止や中止にならないように，当ステーションらしさを追求し続ける努力をすることが大切だと考えています。

　「利用者と家族の想いを支え守り続ける」というミッションには，利用者の想いをしっかり受け止め，最期まで支え守り続けるという気持ちと，この地域で20年以上訪問看護を提供し，おじいちゃんの看取りを支援させていただき，そして奥様，その息子さんと代々かかわらせていただくことにつながり，家族丸ごとを支え守り続けるという想い，そしてサービスが終了したからといって終わりではなく，かかわった方々の家族が生活をし続ける地で支え合うという想いが詰まっています。この地域に根を張り，地域の人々と支え合い，多職種とつながりながら，看護師としてできる支援を続けていきたいと思っています。

### ● 組織の醸成と多職種との連携

　「東京ひかりの看護師さんに来てほしい」「ぜひ一緒に仕事がしたい」と求められる訪問看護ステーションであり続けることができるように，個々の強みを強化して，弱みはみんなでカバーできる組織，そして互いに支え合い，成長し続けることができる組織づくりをしていきたいと思っています。

　地域や多職種のニーズ，利用者・家族のニーズをしっかりとらえ，みんなの困りごとも「わがこと」として一緒に考え，かかわり，手助けする姿勢を大切にしていきたいと思います。

　そして，このように地域で働き続けることができるのも，利用者・家族，地域の他職種の方々のおかげです。いつも感謝の気持ちをもって謙虚に，1日1日を大切に積み重ねていきたいと思っています。 　　　　　　　　（加藤希）

**52** どのくらいの期間で損益分岐点を目指せばよいか？

- 資金力によって変わってくるため，投資から回収までの予測を行うことが大切となる
- キャッシュアウトには注意する

### ◆資金力によって変わってくるため，投資から回収までの予測を行うことが大切

資本金が100万円と10億円では，投資をして回収するまでの期間が変わってきます。一般的に，訪問看護ステーションは常勤換算2.5人の看護師が立ち上げ時に必要です。2.5人で始めるのであれば投資額はミニマムですが，5人で始める，10人で始めるとなると，投資額が多くなります。損益分岐点とは収入から支出を差し引いた損益が0円になる利益状態のため，人的投資が多いほうが，より多くの収入が必要になります。

訪問看護ステーションを始めるときには，毎月どのくらい利用者がきて，何か月目に単月で損益分岐点を超える見込みがあるかを予想し計算する必要があります。そのときに「予定月に損益分岐点を超えればぎりぎり資本が足りる」という計画を立ててはいけません。なぜなら，何が起こるかわからないからです。急に災害が起こるかもしれないですし，スタッフが病気で休みになってしまうかもしれません。いろいろな状況を見込んで，資本が余っている状況で損益分岐点を超えられるように，計画を立てることが大切です。

### ◆キャッシュアウトには注意する

訪問看護ステーションは保険事業であるため，ケアを提供した月の翌々月に入金があることから，資金繰りには注意が必要です。その月に売り上げが多くあっても，入金が遅れた状態で先に支払いを行うと，場合によっては，キャッシュアウト（資金がなくなること）して倒産してしまうこともあり得ます。入金と支払いのお金の流れを，しっかりとみていく必要があります。（藤野泰平）

## セラピストは最初から雇うべき？

● マーケティングによって変わってくる
● オンコール体制のことも含めて考える

### ◆マーケティングによって変わってくる

地域の訪問看護ステーションや居宅介護支援事業所，病院からの訪問リハビリテーション等を調査し，マーケティングを行った結果，訪問看護ステーションからのリハビリテーション提供のニーズがある地域であるとわかれば，最初からセラピストを雇用するという選択もあると思います。ただし，病院からの訪問リハビリテーションが中心で，訪問看護ステーションからのリハビリテーションがあまり使われていない地域であれば，様子を見てから雇用するかどうかを検討してもよいでしょう。

### ◆オンコール体制のことも含めて考える

もう1つ考えておいたほうがよい問題は，オンコールです。看護師2.5人体制で事業を開始する場合，常勤2名だとしたら，オンコールを受け持つ日を2で割ると，月15日ずつとなります。日中も働き夜間も2日に1回待機をするとなると，体調を崩したり，勤務がきついので退職します，ということにもなりかねません。そういった意味で，待機ができる看護師を雇用することのほうが，セラピストなどリハビリテーション職を雇用するよりは，開設間もない頃は優先順位が高いと考えられます。

（藤野泰平）

**54** スタッフを増やすタイミングは？

- 資金によって違う
- 定期的なリピートの依頼をもらえるようになってから増やすのが安心

### ◆資金によって違う

　赤字になって資金がなくなると倒産します（Q52参照）。その意味で，単独黒字化を早めるためには，スタッフは少ないほうがよいといえます。ただし，夜間待機ができる看護師が少ないほど，看護師1名あたりの負担は重くなるので退職のリスクが出てきてしまいます。スタッフが安心して安定的に働けるようにするために，まずは待機可能な看護師の採用を，単月黒字化する前に早めに行うという考え方もあるでしょう。

### ◆定期的なリピートの依頼をもらえるようになってから増やすのが安心

　新しい訪問看護ステーションがどういうステーションであるかは，地域の医師や介護支援専門員（ケアマネジャー）にとっては話を聞くだけで，実際のところはわかりません。利用者を紹介し，実際のケアをみることでわかるようになります。

　初めて連携する医師やケアマネジャーにとって，1回目の利用者の紹介は，お試しのような意味合いがあるといえます。このステーションが本当によいケアをしてくれるのか，連携しやすいのかをみられていると思ったほうがよいでしょう。そこでよいケアをすれば，リピートして利用者を紹介してもらえます。

　リピートを定期的にしてくれる医師やケアマネジャーが複数できれば，新規のスタッフを採用することで，ケアを提供できるチャンスが増えます。よって，リピートをしてくれるステークホルダー（近隣の連携医療機関など）がどの程度あるかによって見極めるとよいと思います。

　新規依頼は多いがどこからもリピートがないときに新規スタッフを雇用すると，新人スタッフの育成を含めて，ケアの質が落ちる可能性もあります。すると，よりいっそうリピートが来ずに，不安定なままになる可能性があるため注意が必要です。

　　　　　　　　　　　　　　　　　　　　　　　　　　　　（藤野泰平）

## スタッフが増えたときの課題について教えてください

- スタッフの変化に気づきにくくなる
- ルールが必要になる

### ◆ スタッフの変化に気づきにくくなる

看護師常勤換算 2.5 人で開始すれば，自分以外に 2 名の看護師となり，日々顔を合わせ，会話をすることも多いため，意図的なかかわりをしなくても，スタッフの変化に気づけるチャンスが多いといえます。しかし，10 名程度に増えてくると，全員と話す時間が減り，変化に気づきにくくなります。

10 名程度の規模になってきたら，管理者の訪問件数をどの程度におさえるのか，定期的な面談はどのくらいの頻度で行うのか，スタッフにモヤモヤした気持ちが生じてきたときに話してもらえるような関係性をどう構築するか，そのようなマネジメントを深めていく必要があります。

ちなみに，スタッフとは月 1 回程度面談したほうがよいと思います。何もなかったとしても，しっかり話を聞いてくれるとスタッフに思ってもらえれば，何かあったときに管理者に相談しよう，と思ってもらえる可能性が高まります。

### ◆ ルールが必要になる

スタッフの数が少ないときは，ルールを決めていなくても，管理者が話した方針がそのままルールになる場合が多いと思います。しかし，それでは，「管理者がルール」といった形になり，さまざまなことを管理者に聞かないと解決できないとなりがちです。組織が大きくなるということは，管理者の役割が増えていくことを意味するので，ルールを毎回管理者に聞かれると，本来管理者がすべき組織運営上の重要な仕事ができなくなってしまいます。

したがって，さまざまな事柄についてルール化し，規程等に落とし込んでいくことが重要です。そうすることで，管理者しかできない重要な仕事に時間をかけることができ，ビジョンの実現に向けて組織がより成長していくことができます。

（藤野泰平）

**Q 56　財務三表の見方を教えてください**

A
　・財務三表が表すものの意味を理解する
　・キャッシュフロー計算書で，事業予測や資金繰り計画のシミュレーションを行う

## ◆財務三表が表すものの意味を理解する

　財務三表には，「貸借対照表(BS)」「損益計算書(PL)」「キャッシュフロー計算書(CS)」があります。

・BS と PL は，過去の成績を確認する指標となります。

・BS は財務状態を表す書類，損益計算書は 1 年間の経営成績を表す書類となります。

・CS は，現在のお金の流れがわかるため，事業予測や資金繰り計画を行ううえで重要な指標になります。実務上では，事業予測と資金繰り計画を合わせた表を使ってシミュレーションしていくのが有効になります（表1）。

## ◆財務三表から読み取れること

### 貸借対照表(BS)

・企業の財政状態がわかります。

・貸借対照表は，「資産」「負債」「純資産」の 3 つで構成されています。

・バランスシートともいわれ，左と右の数値は一致します。

・資産と負債のバランスを見るものです（表1）。資産から負債を差し引いたものが純資産となり，赤字が続いたり借入が多いと純資産がマイナス（いわゆる債務超過）となります。

表1 貸借対照表の見方

| 資産 | 負債 |
|---|---|
| 流動資産<br>流動的に入ってくる資産<br>・毎月の売上 | 流動負債<br>短期的に返済する負債<br>・経費（人件費・家賃など）<br>・社会保険料<br>・その他 |
| 固定資産<br>固定的な資産<br>・車両，機械など | 固定負債<br>中長期的に返済する負債<br>・銀行からの借入金など |
| 繰延資産 | 純資産 |
|  | ・資本金<br>・資本余剰金<br>・利益余剰金など |

## 損益計算書（PL）

　1年間の経営成績がわかり，収益と損失から得られた利益がわかります（表2，図1）。この利益の蓄積分が貸借対照表（BS）の利益剰余金として内部留保されます。そうすると，純資産が大きくなり経営が安定します。

　なお，損益計画書を確認するにあたって整理しておきたい用語を表3にまとめました。

表2 損益計算書

| 売上高 | ○○○○○○ |
|---|---|
| 売上原価 | ○○○○○○ |
| 売上総利益 | ○○○○○○ |
| 販売費及び一般管理費 | ○○○○○○ |
| 営業利益 | ○○○○○○ |
| 営業外収益<br>営業外費用 | ○○○○○○ |
| 経常利益 | ○○○○○○ |
| 特別利益 | ○○○○○○ |
| 特別損失 | ○○○○○○ |
| 税引前当期純利益 | ○○○○○○ |
| 法人税等 | ○○○○○○ |
| 当期純利益 | ○○○○○○ |

| 損失 | 収益 |
|---|---|
| ・売上原価<br>・販売費及び一般管理費<br>・営業外費用<br>・特別損失<br>・法人税等 | ・売上高<br>・営業外収益<br>・特別利益 |
| 利益<br>・当期純利益 | 損益計算書では，収益−損失＝利益<br>当期純利益がわかります。 |

**図1 損益計算書の仕組み（図式化）**

表2を図式化したものが図1になります。

**表3 整理しておきたい用語**

● 売上総利益
　　**売上総利益＝売上高−売上原価**
　　会社の本業で直接得た利益
　　売上から売上原価を差し引いたもの
● 営業利益
　　**営業利益＝売上総利益−販管費**（販売費及び一般管理費の略）
　　会社の本業で得た利益
　　会社が本業で直接得た利益から，人件費や家賃等などの経費を差し引い
　　たもの
● 経常利益
　　**経常利益＝営業利益＋営業外収益−営業外費用**
　　株の投資や借入などの金融活動など，本業以外の収益と費用を差し引い
　　たもの
● 税引前当期純利益
　　**税引前当期純利益＝経常利益＋特別利益−特別損失**
　　経常利益から特別利益や特別損失を差し引いたもの。特別利益・特別損
　　失とは，通常の経営活動以外で臨時的に発生した利益や損失のこと
● 当期純利益
　　**当期純利益＝税引前当期純利益−法人税等**

## キャッシュフロー計算書（CS）

　キャッシュフローとは，キャッシュイン（入ってくるお金）からキャッシュ
アウト（出ていくお金）を差し引いた収支のことをいいます。CS（表4）は損

益計算書だけでは読み取れないお金の流れがわかります。訪問看護事業では，事業予測と資金繰り計画を合わせた表を使ってシミュレーションしていくのが有効になります。このシミュレーションを使うと，将来得られる利益予想とキャッシュのシミュレーションを同時に行うことができるため，月ごとの将来のキャッシュを把握するのに有効になります。

**表4 キャッシュフロー計算書の例**

第〇期 株式会社〇〇 事業計画書・キャッシュフロー計算書

（単位：千）

| | 9月 | 10月 | 11月 | 12月 | 1月 | 2月 | 3月 | 4月 | 5月 | 6月 | 7月 | 8月 | 年間計 |
|---|---|---|---|---|---|---|---|---|---|---|---|---|---|
| 売上高 | 0 | 0 | 0 | 0 | 0 | 0 | 0 | 0 | 0 | 0 | 0 | 0 | 0 |
| 臨時売上高 | | | | | | | | | | | | | 0 |
| 売上原価 | 0 | 0 | 0 | 0 | 0 | 0 | 0 | 0 | 0 | 0 | 0 | 0 | 0 |
| 臨時売上原価 | | | | | | | | | | | | | 0 |
| 売上総利益（粗利益） | 0 | 0 | 0 | 0 | 0 | 0 | 0 | 0 | 0 | 0 | 0 | 0 | 0 |
| 役員報酬 | 0 | 0 | 0 | 0 | 0 | 0 | 0 | 0 | 0 | 0 | 0 | 0 | 0 |
| 人件費 | 0 | 0 | 0 | 0 | 0 | 0 | 0 | 0 | 0 | 0 | 0 | 0 | 0 |
| 法定福利費 | 0 | 0 | 0 | 0 | 0 | 0 | 0 | 0 | 0 | 0 | 0 | 0 | 0 |
| 地代家賃 | 0 | 0 | 0 | 0 | 0 | 0 | 0 | 0 | 0 | 0 | 0 | 0 | 0 |
| 支払手数料 | 0 | 0 | 0 | 0 | 0 | 0 | 0 | 0 | 0 | 0 | 0 | 0 | 0 |
| 支払報酬料 | 0 | 0 | 0 | 0 | 0 | 0 | 0 | 0 | 0 | 0 | 0 | 0 | 0 |
| 通信費 | 0 | 0 | 0 | 0 | 0 | 0 | 0 | 0 | 0 | 0 | 0 | 0 | 0 |
| 旅auto費交通費 | 0 | 0 | 0 | 0 | 0 | 0 | 0 | 0 | 0 | 0 | 0 | 0 | 0 |
| 雑費 | 0 | 0 | 0 | 0 | 0 | 0 | 0 | 0 | 0 | 0 | 0 | 0 | 0 |
| 消耗品費 | 0 | 0 | 0 | 0 | 0 | 0 | 0 | 0 | 0 | 0 | 0 | 0 | 0 |
| 減価償却費 | 0 | 0 | 0 | 0 | 0 | 0 | 0 | 0 | 0 | 0 | 0 | 0 | 0 |
| 支払利息 | 0 | 0 | 0 | 0 | 0 | 0 | 0 | 0 | 0 | 0 | 0 | 0 | 0 |
| その他 | 0 | 0 | 0 | 0 | 0 | 0 | 0 | 0 | 0 | 0 | 0 | 0 | 0 |
| 小計 | 0 | 0 | 0 | 0 | 0 | 0 | 0 | 0 | 0 | 0 | 0 | 0 | 0 |
| 所得 | 0 | 0 | 0 | 0 | 0 | 0 | 0 | 0 | 0 | 0 | 0 | 0 | 0 |
| 借入金収入 | 0 | 0 | 0 | 0 | 0 | 0 | 0 | 0 | 0 | 0 | 0 | 0 | 0 |
| 借入金返済 | 0 | 0 | 0 | 0 | 0 | 0 | 0 | 0 | 0 | 0 | 0 | 0 | 0 |
| 減価償却費 | 0 | 0 | 0 | 0 | 0 | 0 | 0 | 0 | 0 | 0 | 0 | 0 | 0 |
| 投資支出（内装費等） | | | | | | | | | | | | | 0 |
| 運転資金の増減 | | | | | | | | | | | | | 0 |
| 法人税等・消費税納付 | | | | | | | | | | | | | 0 |
| その他 | | | | | | | | | | | | | 0 |
| 現預金増減 | 0 | 0 | 0 | 0 | 0 | 0 | 0 | 0 | 0 | 0 | 0 | 0 | 0 |
| 月末預金残高 | 0 | 0 | 0 | 0 | 0 | 0 | 0 | 0 | 0 | 0 | 0 | 0 | 0 |

（「販売費及び一般管理費」は役員報酬から小計までの項目をまとめるグループ名）

| 【売上】 | | 【その他】 | |
|---|---|---|---|
| | | | |
| 【人件費】 | | | |

**◆ キャッシュフロー計算書で事業予測や資金繰り計画のシミュレーションを！**

**キャッシュフロー計算書（CS）の活用**

CS で月々の実績と事業予測，資金繰り計画を立てながら運営していきます。訪問看護事業の特徴として，介護報酬・診療報酬は約2か月遅れで入金されます。開業当初は，設備投資や家賃などの固定費だけでなく，人件費などの支出が多い一方，売上金が入金されるまでのタイムロスがあることも注意しなければなりません。また，レセプトの返戻などがあるとさらに入金までに時間がかかるケースも出てきます。このようなことも想定しながら，売上目標や資金繰り計画を立てていくことが重要です。

　訪問看護ステーションの立ち上げ時には，多くの人が銀行融資を受けると思います。融資元（借入先）への返済もありますので，資金繰り計画を立てる際にはその返済を踏まえたシミュレーションが必要となります。訪問看護事業では，この CS 計算書で，事業予測や資金繰り計画をシミュレーションしていくことが重要です。

### 貸借対照表(BS) と損益計算書(PL) の活用

　また，BS と PL は，企業の経営成績や財政状況がわかるため，決算の際には，それぞれの財務三表の目的や数値の意味を理解しながら，経営状態の把握と今後の経営戦略に活かしていきましょう。　　　　　　　　　　　（柳澤優子）

## 利益目標はどのようにしてもてばよい？

- なるべく早く売上が損益分岐点を超えることを最初の目標にする
- シミュレーションをしてみるとわかりやすい

　ここでは，都市部にある「車で訪問する訪問看護ステーション」の例をあげて，利益目標の考え方を示していきたいと思います。

　例：常勤看護師 3 人（管理者も含む）で訪問看護ステーションの運営を開始

## ◆経費の考え方
● 人件費
・役員報酬を月 30 万円に設定，他の常勤看護師 2 人の人件費を 60 万円（30万円 × 2 人）に設定した場合，社会保険料 ⇒ 13 万 5 千円／月（オンコール手当やインセンティブなどを設定する場合には，もう少し人件費が高くなります）
● 固定費
・家賃　15 万円
・駐車場代　8 千円 × 3 台分＝ 2 万 4 千円
・車両リース代　2 万 5 千円 × 3 台分＝ 7 万 5 千円
・水道光熱費　2 万円
・その他雑費　3 万円
● 銀行への返済（返済開始まで措置期間がある場合もあり）
・銀行からの借入が 1,000 万円，利率 2.5%（返済期間 7 年間の場合）の場合，月々の返済金額　約 14 万円（139,880 円）
　以上から，月々の経費は 147 万 4 千円となります。ざっくりとした計算ですが，いったんこの設定でシミュレーションしていきます。

## ◆ 売上平均単価の考え方

　訪問看護 1 件あたりの売上平均単価を仮に 8,000 円に設定します。この単価は，介護保険・医療保険の比率や訪問リハビリテーションの比率により変動します。

　医療保険の訪問が多ければ単価が高くなる傾向があり，介護保険や訪問リハビリテーションが多いと低くなる傾向があります。また，都市部と地方では単価が多少変わります。がん末期など終末期看護〜看取りの症例が多いと一時的に訪問件数が増えて単価は上がりますが，サービス終了後に訪問件数が一気に減るということもあります。一方で，介護保険やリハビリテーションでの介入は，単価は医療保険に比べると低いですが，ロングタームケアで長期的にかかわれるという点では，長期的に安定した収入が見込めるという側面もあります（表）。

1 件あたりの平均単価＝売上（介護報酬・医療報酬＋利用者自己負担額）÷訪問件数

**表　訪問件数と売上金額のシミュレーション（4 月に開業した場合）**

|  | 訪問件数 | 売上<br>（単価 8,000 円） | 入金 | 通帳残高 |
|---|---|---|---|---|
| 4 月 | 20 件 | 160,000 円 | - | 10,000,000 円 |
| 5 月 | 40 件 | 320,000 円 | - | 8,526,000 円 |
| 6 月 | 80 件 | 640,000 円 | 160,000 円 | 7,212,000 円 |
| 7 月 | 120 件 | 960,000 円 | 320,000 円 | 6,058,000 円 |
| 8 月 | 180 件 | 1,440,000 円 | 640,000 円 | 5,224,000 円 |
| 9 月 | 230 件 | 1,840,000 円 | 960,000 円 | 4,710,000 円 |
| 10 月 | 250 件 | 2,000,000 円 | 1,440,000 円 | 4,676,000 円 |
| 11 月 |  |  | 1,840,000 円 | 5,042,000 円 |
| 12 月 |  |  | 2,000,000 円 | 5,568,000 円 |

※月々の経費は 147 万 4 千円として計算

## ◆ 損益分岐点売上を考える

　毎月の売上が経費を超えて初めて利益が出ます。この売上が経費を超える（利益が出る）時点のことを，「損益分岐点」といいます。

　訪問看護では，損益分岐点売上をいくらに設定するのか，いつ頃までに損益分岐点の目標に到達すればよいか，目標を設定します。

　前述のシミュレーションの場合，月々の経費が147万4千円ですので，この金額が損益分岐点になります。表の売上をみると，9月に売上が損益分岐点を超えていることがわかります。

　なお，売上ベースで考えると9月が損益分岐点ということになりますが，入金ベースで考えると11月に初めて単月黒字になるということがわかります。10月まではキャッシュが減り続けますが，11月に初めてキャッシュが少し増えます。ちなみに，このシミュレーションはレセプトの返戻がない設定で行っていますが，レセプトの返戻があると入金されないため，なるべく正確にレセプト作業を行うことが重要になります（とはいえ，初めてレセプトを行う人にとっては制度上の理解や記入方法など細かいルールも含めて，レセプトを完璧にするのは難しいので，多少返戻があることは覚悟しておいたほうがよいと思います）。

　よく，訪問看護ステーションを起業した人が開設初期の頃を振り返って，通帳残高が100万円を切ったとか，50万円になったという経験談を話してくれますが，実感としても結構リアルな数字だと感じています。そして，開設当初は1,000万円あった現金が毎月100万円以上ずつ湯水のように減っていくのをみるのは，心理的な不安を助長します。筆者も，通帳と睨めっこしながらドキドキの毎日でした。

　事業を継続するためには，利益を出すことはとても重要です。しかし，もっと大切なことは，事業の目的を忘れず，目の前の利用者・家族に真摯に向き合うことです。立ち上げから半年間は，日々，先行きのみえない不安との戦いだと思いますが，一緒に立ち上げた仲間と目標をもって，前向きに取り組んでもらいたいと願います。


## ◆シミュレーションについての注意点

　前述したシミュレーションはあくまで考え方を伝えたものなので，参考程度に留めてください。おそらく，起業経験者にすれば，かなり楽観的な指標に見えるのではないでしょうか。そのくらい，売上が損益分岐点に到達するまでに訪問件数を増やすのは大変です。また，初期費用は入れずにシミュレーションしています。このシミュレーションで参考になるポイントは，①人件費の考え

方, ②大まかな経費の項目, ③月々の返済に関する考え方, ④キャッシュフロー（お金の流れ）の大まかなイメージです。一方, 参考にならない点は, 事業計画書と以下にあげるマーケティングの前提です。

・地方なのか都市部なのか
・人口動態と高齢化率・高齢者人口の推移
・家賃・駐車場（駐輪場）の相場
・設備投資の有無（開業前の改修・修繕などの必要性）
・初期費用（車両代や自転車代, 備品）
・車両をリースにするか購入にするか
・人件費の相場
・訪問エリアと訪問手段
・競合他社の存在
・開業時の雇用人数
・事務職員雇用の有無

　上記のような前提条件により, シミュレーションは変わってきます。個人的な所感ですが, 都市部と地方では, 訪問件数の立ち上がりにかなり差があるように感じています。それだけ, 開業前のマーケティングと事業計画をしっかり行うことが重要です。また, 開業後は, 毎月の売上をみながら, 軌道修正と目標設定を明確にして取り組んでいきましょう。

### ◆利益目標を考えるうえでの大切なポイント

#### ● 訪問件数の目標を決める

　訪問件数の目標を200〜240件にするというのが, 1つの目安ではないかと思います。常勤看護師3人で始める場合には, 1人70〜80件／月が目安になります。その次に考えなければならないのは, 人材の採用です。

#### ● 人材採用戦略は開設時から

　入職する人材が決まらなければ, 新規依頼を断らなければならなくなります。また, 訪問件数が増えるにつれて事務的な作業も増えていきます。加えて, 次に入る人材採用活動も進めながら, 日々の業務にあたる必要性が出てきます。そのため人材採用戦略は, 開設時からシミュレーションしておくことが重要です。

（柳澤優子）

コラム

# 経営者の面白さとやりがいとは

## ● 経営者の醍醐味と孤独

　起業するときには，こういう世の中にしたいという強い志をもって事業を始める経営者のほうがうまくいくといわれています。私も強い志をもっていた１人です。すべての人々が豊かに暮らせる社会を創りたい，わが国の自治体のうち 25％以上の市区町村に訪問看護がないのなら，そういう地域にこそ訪問看護ステーションをつくり，全国隅々にまで最高のケアを届けたい，そう願って創業しました。

　自分の思い描く理想の社会の実現を何としても叶えるために，全身全霊全力で取り組むことはとても楽しいものです。その想いに共感してくれる仲間が徐々に増えて，その仲間たちと一緒にビジョンを実現する——。私は学生時代にバレーボール部員でしたが，あの頃みんなで助け合い，目標に向かって鍛えていた真摯な日々と，この経営者としての今には近いものがあり，とても心地よく感じています。

　ただ，経営者は従業員と比べて孤独な面はあります。まず，経営者は労働基準法の対象外であるため，残業や長時間労働をしなければならないときもあります。もちろん，時間の長短と成果は同等ではありませんし，経営者ならば率先して自ら学び，考え，責任をもって決断し実行していくことが必要です。つまり，事業の運営にかかわるすべてのことは，経営者の責任なのです。誰かのせいにせずに（できずに），自らの責任において事業を進めていくことは，自身の人間としての成長も見込め，やりがいがあります。こういう世界を自分は創りたいと願い，それを仲間たちと一緒に突き進んでいくこと，それが経営の醍醐味になっています。

## ● 自分たちがつくっていく

　私は経営を始めて９年目になりますが，最初から会社を興したかったわけではありません。むしろ創業前は，自分の思い描く福祉の未来像と同じ考えをもつ企業があれば，そこに就職したいと思っていました。

　本書の第１部３でも記したように，起業は手段にすぎないものなので，自分と同じ思いをもっている企業に就職することで夢の実現が成し得るのであれば，それでよいと思っていたのです。私の家族にとっては，どこか

の会社に就職してくれたほうが一緒にいる時間も長く，生活も安定していて，幸せだったかもしれません。しかしその当時，私の考えをすべて内包する企業と出会えなかったために，私は起業しました。タイミングもあると思います。しかし，たとえどこかに勤めていたとしても，起業して経営者になっていないだけで，起業家のような志をもって活動していると思うのです。

　そして，経営者になった今，9年前の私が思い描いて出会えなかったような会社を，若い人たちのために，よりよい社会のために，自分たちでつくっていきたいと思っています。

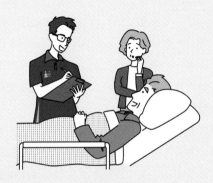

（藤野泰平）

**5** **訪問看護ステーションの運営を
スムーズに展開させるには✦**

## 運営をスムーズにするためのポイント

### 訪問の組み方についてはどのように考えるのがよい？

- 訪問担当者は，看護師のスキルやオンコール体制，利用者との相性などを考慮して決める
- スケジュール管理は，管理者だけの仕事ではなく，チームでつくり上げるものである

**✦訪問担当者は看護師のスキルやオンコール体制，相性などを考慮して決める**

　訪問看護の訪問予定を組むのは本当に大変です。介護保険利用者が多いので，利用者の生活に必要な支援を枠組みし，そこに訪問看護がどの曜日や時間に入るのが効果的か，利用者・家族とすり合わせをして決めます（図）。例えば，創があるなら入浴後に訪問して処置をする，リハビリテーションをするなら食事後を避けるなどです。あわせて，移動の動線や看護師のスキルや性格なども考慮して，訪問担当者を決めます。

　また，オンコール当番をするかしないかも，考慮します。筆者のステーションでは，オンコール当番をする看護師は，日頃から緊急電話が鳴りそうな，いわゆる状態の不安定な利用者への訪問を多くするようにしています。緊急で初めて訪問するよりはお互いの顔を知っているほうがより安心なので，意識的に配置しています。

　筆者は初回訪問にはほとんど行くようにしており，そのときの印象や利用者・家族，介護支援専門員（ケアマネジャー）の話を聞いて，担当の看護師を決めています（利用者と看護師がマッチするかという目線でもみています）。しかし，それでも年に数回ですが，相性が合わないということがあります。その場合は，両者の意見を聞いて変更をしています。

## ◆スケジュール管理は，チームでつくり上げるもの

　スケジュール管理は管理者の仕事ではありますが，すべて 1 人でやることは難しいです。とくに利用者の人数が増えれば増えるほど複雑化していきます。今週はショートステイで休み，受診でその日は不在，特別指示書が発行されて連日訪問になった，医療保険だけど複数の訪問看護ステーションがかかわっているので月曜日の訪問なし，など，さまざまな要因が複雑に絡み合っており，管理者 1 人ではとうていつくり上げるのは難しいものです。そのため筆者は，予定表を作成する際，次のような工程を踏んでいます。

①予定表は管理者が 1 か月分を概ね作成する

②事務職員がケアマネジャーの作成した提供表をチェックして，ショートステイの予定などを確認する

③リーダーと管理者が月の最終水曜日のカンファレンスの後，"自チーム担当の利用者が予定表に組み込まれているかどうか"を確認する

④定期訪問した看護師は，その利用者の次回の訪問予定を表で確認し，次の予定を必ず利用者に伝える。ここで，最終的に予定表に漏れがないかチェックできる。

　※予定表のコメント欄に次の訪問の際に持参してほしいものや，約束事（例えば配偶者がいないので鍵を持参する，この日は受診日なので帰宅時間が訪問ギリギリかもなど）を記載しています。　　　　　　　　　　　（加藤希）

**図　スケジュール管理の例**

**59** シフトの組み方について教えてください

- シフトを組む手順は，事業所の休日の設定→スタッフの休日の設定，である
- スタッフの休暇時の訪問についてルールを設定しておく
- 急な休みや不測の事態に対応できる体制をつくる

## ◆ シフトを組む手順は，事業所の休日の設定→職員の休日の設定

　まず，事業所の休日を設定します。土日祝日休みの事業所もあれば，365日営業にしている事業所もあります。事業所の休日の設定により，スタッフの採用基準（土日の勤務が可能かどうか）なども変わってきます。また，介護保険の場合，利用者のサービス提供日の時間や曜日は固定となるため，利用者に対して担当制にするか，誰でも行ける体制を組むかによってもシフトのつくり方は変わってきます。また，スタッフの人数によっても変わってくるため，少人数で始めて少しずつ人数が増えてきたタイミングで，事業所の休日を変更する場合もあります。

### ● 土日祝日休業日の場合

　土日祝日休業日の場合のシフトの組み方は基本的に法定休日どおりの休みになるため，シフトは組みやすくなります。一方で，特別訪問看護指示書や医療保険で頻回に訪問が必要になった利用者，緊急訪問など，土日祝日も訪問の対応が必要になった場合の人員設定についての取り決めが必要になります。土日祝日に人員を配置するのか，オンコール対応にするのか，オンコール対応の場合の勤務形態や手当はどのように設定するのかなどの取り決めが必要になります。

### ● 土日祝日営業（年末年始休業）の場合

　土日祝日営業の場合には，開業時から土日祝日に働けるスタッフの確保が必要になります。スタッフが土日祝日に働いてくれる場合，平日に代休を設定します。その場合，曜日固定でスタッフの休日を設定することで，訪問の調整やシフトは組みやすくなります。年末年始を休業にする場合には，年末年始も対

応できるスタッフを募り，年末年始の臨時訪問やオンコール体制を組んでいきます。

● **365 日営業の場合**

　年中無休の場合には，入職時から完全シフト制で組んでいきます。採用時から土日祝日や年末年始も働けることを前提に採用するか，土日祝日に働けるスタッフと働けないスタッフで構成するかによってシフトの組み方は変わるため，採用戦略が重要となります。また，普段の土日祝日は働けるけれど年末年始は働けないなどの希望があるスタッフがいる可能性もあるため，採用面談の時点である程度のルールや取り決めを設定したうえで採用する，入職時の雇用契約書を結ぶ段階で再度休みについての取り決めを行う，などの調整が必要になります。

**✦ スタッフへ休暇時の訪問についてルールを設定しておく**

　スタッフが有給休暇や特別休暇を取得した際の訪問についてどのように調整するか，あらかじめルールを設定しておくことは重要です。スタッフが休暇中の訪問は誰が代理で行うのか，全体的な訪問調整は誰が行うのか，利用者・家族に誰がどのように説明するのかなど，事業所ごとに取り決めをしておくことで，スタッフが休みを取りやすい体制を整えていきます。

**✦ 急な休みや不測の事態に対応できる体制づくりを**

　体調不良や慶弔休暇など，スタッフの急な休みにどのように対応するかについても，組織として体制を整えていくことが重要です。訪問を担当制にしている場合，他のスタッフもしくは管理者が代わりに対応することができるようにするなど，利用者・家族に迷惑がかからないように，またスタッフが無理して働かなくてもすむような体制を考えていきましょう。組織として，大変なときに協力し合える，チームとしてカバーし合える組織文化を醸成していくことが重要になります。

（柳澤優子）

## 新規受け入れの調整はどうすればよい？

- 新規の受け入れを断ると，今後に影響する可能性があることを考慮する
- 新規受け入れは，訪問看護のスケジュール管理，ステーションの経営と動向をみて調整する

### ◆経営安定のカギは訪問件数のコントロール

新規を受け入れるときは，依頼された利用者は1週間に何回訪問するだろうか，という予測を立てて，引き受けます。医療ニーズが高く，末期がんの状態で不安定な場合は，週に2〜3回，もしかしたら毎日訪問しなければならないかもしれません。特別指示書が発行されていれば，週に4回以上の訪問が必要ということになりますし，要支援や要介護度1・2で健康管理や服薬管理がメインであれば，週に1回程度の訪問となります。

やはり，訪問件数が維持できなければ，事業を継続することは難しくなります。売り上げは「訪問件数」×「訪問単価」で決まります。努力次第で変動するのが「訪問件数」なのです。月の目標となる延べ訪問件数を算出し，新規利用者の受け入れや訪問件数をコントロールすることで，経営を継続することができます。

### ◆新規の受け入れは基本断らない

介護支援専門員（ケアマネジャー）は新規の依頼を断わられてしまうと，次は電話をかけにくくなります。なぜなら，また断られそうな気がしたり，スタッフが少なくて忙しいのか，などと感じるからです。

前職での経験ですが，所長が交代することになり，新規の依頼を断ったことがありました。期間は1〜2か月程度で致し方なかったこととはいえ，結果としてはかなりのダメージでした。新しい所長になって体制も落ち着いたので，依頼が欲しいと思っても，はじめの3〜4か月は新規依頼が伸び悩んだのです。筆者が当時勤めていたのは，医師会の運営する訪問看護ステーションでしたが，

地域に根差していて，設置母体がしっかりしていてもそうなのです。心理的な部分も影響してくるのですが，受け入れができない場合は，相手が不快にならないような対応が必要になります。

　どうしても引き受けられないときは，地域の他の訪問看護ステーションを紹介しましょう。連携を大切にしている事業所であれば，ケアマネジャーは次回も依頼したくなると思います。

### ◆土日祝日の対応と 24 時間オンコール当番で窓口を広げよう

　土日祝日の対応をする，24 時間オンコール当番をしている，ということでも依頼の窓口が広がります。土日祝日に訪問してくれる訪問看護ステーションは，訪問看護を依頼する医師やケアマネジャーの立場からすれば安心感があります。自分が診ている患者，担当している利用者を依頼する際には，安心して任せられるステーションにお願いしたいと誰もが思うものです。そうなると，訪問看護の質を担保することはもちろんですが，状態が悪化した際に土日や祝日に訪問してくれることは，ステーションを選択するときの 1 つの指標になります。筆者のステーションでは祝日でも，訪問看護が外せない利用者（例えば，状態が不安定，排泄介助が必要，認知症，独居など，看護師が訪問しないことで状態が悪化することが予測されるような場合）には必ず訪問するようにしていますし，土日の定時に訪問しているケースもあります。

### ◆職員数と新規受け入れは連動して考える

　1 か月後に 1 人の退職が決まっているようなときに，新規を受け入れ続けることは困難です。1 か月 90 件訪問していた看護師 1 人が退職するとなると，この稼働を誰に割り当てるのか，それはどのくらいの期間なのか，今後看護師を採用するのか，利用者の一部を他の訪問看護ステーションにお願いしなければならないのかを考えなければなりません。そして，この難局をどうもちこたえ，乗り越えるか，チームとしてどう対処していくかも考えます。

### ◆新人看護師が入職すると，初月の売り上げはほぼないが，給与の支払いはある

　これは，ある程度の利益がなければ，新人看護師を増やすことが難しいということです。毎月の売上と経費（人件費）の数字をみて，人員を増やすことは

計画的に行っていく必要があります。資金にある程度の余裕がないと，人員を増やすことは難しいかもしれません。

### ◆訪問の空き枠は少ないけれど，依頼を断れない場合

筆者の場合はこのようなケースが多いのですが，密に連携している医師やケアマネジャーからの依頼は基本的に引き受けています。ちょっとの無理を積む，という感じでしょうか。とはいえ，そのため，訪問がいつもいっぱいで，1日に6件も7件も訪問するとなると，スタッフは疲弊します。そこはバランスが大事だと思っています。

週末のオンコール当番が新人訪問看護師であれば，今週引き受けた医療ニーズの高い利用者への訪問をその看護師1人で行うことができるだろうか，できなければ断るのか，それとも所長や他のスタッフが支援するのか。このようなことを考えながら，受け入れるかどうかが決まってくるでしょう。これは，訪問看護ステーションの事業計画によるのかもしれません。

・人が少ないのに訪問件数が多ければ，スタッフの負担は大きくなる
・訪問件数が少なければ，赤字→経営困難→倒産に追い込まれる

### ◆あと少し頑張りたいというときは…

今期は少し訪問件数が少ないというときは，スタッフに説明をして，「ここは頑張り時！」と伝えることもあるでしょう。頑張りがボーナスや昇給にも反映されるので，どうするかをみんなで考えるのもよいかもしれません。

（加藤希）

**Q61 組織の大きさに応じたコミュニケーションや申し送りについて教えてください**

**A**
- 事業所内の「報・連・相」の体制を見直して連絡方法を再検討する
- 自ステーション内で有効なコミュニケーション方法を模索していく

### ◆ 事業所内の「報・連・相」の体制を見直して連絡方法を再検討する

　利用者・家族に,「○○さんに書類を持ってきてほしいと頼んだんですけど,持ってきてくれましたか？」とか,介護支援専門員(ケアマネジャー)から「○○看護師に,△△さんの状態を報告してほしいとお願いしていたのに折り返しの電話がないんですけど」などと,利用者・家族や他職種から指摘を受けることがあります。

　連絡や伝達がうまくいっていない場合,連絡ミスが原因だと申し訳ない気持ちになりますし,何度も重なると,訪問看護ステーションの信用問題に発展するので注意が必要です。まずは,ステーション内の「報連相」の体制を見直して,自ステーションにあった連絡方法を検討しましょう。連絡ノートなどを活用するのか,SNSや使っているツールを活用するのかは,ステーションの規模や方針によって変わります。

### ◆ 自ステーション内で有効なコミュニケーション方法を模索していく

　以下では,筆者のステーションで行っている共有ツール活用によるコミュニケーションや申し送りの具体例をあげてみますので,参考にしてください。

#### ● 利用者の体調の申し送り

・訪問中に利用者の体調が変化して,その対応をしている場合は,まずその事実をステーションの共有ツールで発信します。「血圧低下,医師に報告して対応中」など,簡潔に記すようにします。

・そして,それを見た管理者やチームスタッフは,その看護師に支援が必要か,次の訪問に遅れる可能性があるか,誰か変更したほうがよいかを考えて対応します。

・訪問後，オンコール当番や全員に周知します。

・筆者のステーションでは，予定表と同じページに体調に変化があった利用者について簡潔に報告する欄を設けていることから，その欄に「血圧が高くて降圧剤○○○○を追加しています」「痛みが強くなっているので，定時薬とレスキュー○○が増量になっています」「褥瘡が悪化しており軟膏変更」「在宅酸素1Lから開始しています」といった内容を記載し，次回の訪問に備えるようにしています。

● **スケジュール上の申し送りは予定表のコメント欄に**

　スケジュール上で申し送りをする必要のあることは，「いつもと違う時間だけど，家族の希望で変更しています」「いつもは30分枠の利用者ですが，60分訪問は利用者・家族，ケアマネ了承済みです」「ヘルパーさんが何時まで入っています」などと，予定表のコメント欄に記入します。

● **職場内他職種（看護師以外）との情報の共有の仕方**

　医療介護用コミュニケーションツールや，ステーション内のグループ連絡ツールを活用して，気になっていることやケアマネジャーからの情報を共有しています。

● **利用者からステーションに連絡があった場合**

　事務職員が内容を簡潔にまとめ，SNSでスタッフ全員宛に発信します。

● **他職種から連絡があった場合**

・主治医やケアマネジャー，薬剤師など，他職種からたくさんの書類が送られてきますので，事務職員がクラウド型電子カルテに写真で保存して，届いたことをSNSで発信します。

・電話で連絡があったときは，聞いた内容を簡潔に記載し，折り返しが必要か不要かも含めてSNSで発信します。　　　　　　　　　　　　　　（加藤希）

## 多職種連携をうまく進めるには？

- 関係職種と顔の見える関係性を構築する
- 相手の立場や職種に理解を示し，職種に応じたわかりやすい言葉でコミュニケーションを図るようにする
- 困ったことはいつでも気軽に相談ができる医療者になる

　訪問看護ステーションは利用者の生活を支えるために，地域の多職種と連携し，良好な関係性を構築する必要があります。

### ◆顔の見える関係性を構築しよう

　利用者・家族を支えるためには，連携が大切です。「連携」とは，複数の人や団体などが連絡を取り合い，協力して同じ方向性で行動することを指します。地域包括ケアシステムを推進するなかで，訪問看護師は地域住民や多職種と，職種や組織を超えて連携を図ることがとても重要です。

　利用者を中心として，地域において「利用者（療養者）の生命・健康を守り，生活を支える」というチームを形成します。このチームを効果的に機能させるには，チームワークが重要で，信頼関係が構築されているかどうかで，チーム活動の幅や質が大きく変わってきます。よりよいチームワークを確立するためには，積極的にチームに参加して良好な関係性をつくり上げていくことが大切です。

### ◆相手の立場や職種を理解してコミュニケーションを図る

　利用者や家族の状況によってかかわる人々は変わってきます。地域の利用者・家族にかかわる主な職種を 図1 にまとめたので，参考にしてください。

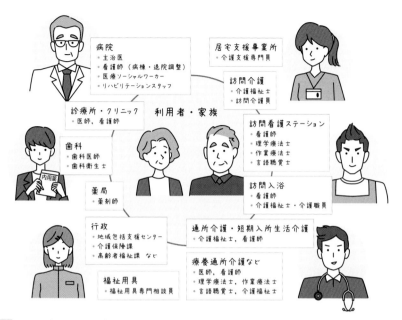

病院
• 主治医
• 看護師（病棟・退院調整）
• 医療ソーシャルワーカー
• リハビリテーションスタッフ

居宅支援事業所
• 介護支援専門員

訪問介護
• 介護福祉士
• 訪問介護員

診療所・クリニック
• 医師，看護師

利用者・家族

訪問看護ステーション
• 看護師
• 理学療法士
• 作業療法士
• 言語聴覚士

歯科
• 歯科医師
• 歯科衛生士

薬局
• 薬剤師

訪問入浴
• 看護師
• 介護福祉士・介護職員

行政
• 地域包括支援センター
• 介護保険課
• 高齢者福祉課 など

通所介護・短期入所生活介護
• 介護福祉士，看護師

療養通所介護など
• 医師，看護師
• 理学療法士，作業療法士
• 言語聴覚士，介護福祉士

福祉用具
• 福祉用具専門相談員

**図1 利用者と家族を支える各職種**

### ◆連携と協働の極意：困ったことはいつでも気軽に相談ができる医療者になる

多職種との日頃のかかわりはとても大切です。専門的な視点からの意見や情報を共有することは，互いの理解につながり，信頼をより強固なものにします，一方で，アプローチの方法を間違えると，モノを言いにくい医療者になってしまうともいえます。相手の立場や職種に理解を示し，わかりやすい言葉でコミュニケーションを図るようにします。

地域で行われる研修などは，参加者と意見交換をし，互いを理解しあうよい機会ととらえ積極的に参加してみましょう。また，チームメンバーとのケースの振り返りでは，よかった点も修正点もポジティブかつオープンに話すようにして，次のケースでもよりよい連携が図れるようにしていきます。訪問看護師は，チームの力を結束し高める役割も担っているので，意識的に多職種と協働できるように働きかけていきます（表）。

表 働きかけの例

> ・現場では，家族やホームヘルパーと連絡ノートを活用する
> ・「知らなかった・できなかった」を防ぐために効果的なアプローチ方法を検討する
> →多職種連携ツールを使うか，電話・FAX・メールがよいのか，直接会ったほうがよいのか
> →筆者のステーションでは，多職種連携ツールとして医療介護用コミュニケーションツールを活用しているが，仲間を増やすために率先して多職種に声かけを実施し，招待メールを送ったり，使い方を伝授したりもする。同じツールを使う人が増えれば，連携はより強化される
> →「知っているはず，わかっているはず」はご法度。褥瘡予防や良肢位保持のためのクッションの当て方などは，理解しやすいように，利用者・家族の同意を得て写真を撮って壁に貼り，誤嚥予防のための頭の位置や角度を丁寧に説明する
> →多職種が一緒にケアに入ることも検討する
> →いつでも相談してほしいことを，折に触れて繰り返し伝える

◆ 多職種と学ぶ勉強会などを開催する

　筆者のステーションでは，ケアを共にするケアマネジャーやホームヘルパーと定期的に勉強会を開催しています（今後は薬剤師も入れたい）。一緒にケアをする人たちをサポートするのも看護師の役割の1つです。グリーフケアの勉強会では，大事な利用者を思い出しながら，胸にある悲しみや思いを吐き出し，次への仕事につなげるようにします（図2）。　　　　　　　　　（加藤希）

**東京ひかりナースステーション主催**

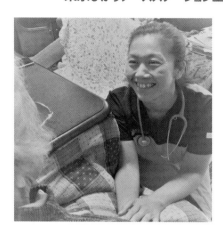

グリーフ＝悲嘆とは？

────

大切な人との死別によって
人の心に生じるもの

────

ケアをする人の悲嘆につい
てみんなと語りあいます

────

自分の悲嘆を知ること
で長く良いケアができること
を目指します

────

勉強会では、前半は聖路加
国際大学の小野若菜子先生
にグリーフについてお話をして頂
きます。後半は皆さんとで困っ
たこと、不安になったことなど、
語り合いたいと思います。

## 令和 1 年 12 月 18 日(水)
# 看取りを支える人のための
# グリーフケア勉強会

中央区は在宅看取り率の高い地域です。多くの人が最期まで家にいることを
支えています。そのような看取りの支援者のための勉強会を開催します。

ケアをすることで満ち足りた気持ちになることもあれば、丁寧に関わった方が亡
くなったりすると、心にぽっかり穴が開いたような、悲しいような、そんな気持ちに
なることもあると思います。グリーフケア＝悲嘆ケアを学び、自分も相手も大事
にするケアを提供することを目指します。奮ってご参加ください。

日　時：12 月 18 日(水)
18:00-19:30
場　所：明石町区民館
第 8 号室
要　件：ケアマネジャーやヘル
パー事業所の方
グリーフケアに興味がある方
参加費：無料

| 申し込み・お問合せ |
| --- |
| 東京ひかりナースステーション |
| ■■■■■■■■■■■■ |

**図2　多職種との勉強会**

## 医師などが活用している電子ツールで使えるものは？

- 医療介護用コミュニケーションツールなどの多職種連携ツールを活用する
- 自治体や医師会で奨励しているツールがあれば，それを活用するのもよい
- 労働投入時間の短縮のためにも，多職種連携ツールを活用する

### ◆連携ツールがバラバラなために，看護師も疲弊している！

訪問看護師は，○○クリニックの医師には FAX，○○クリニックとは医療介護用コミュニケーションツール，○○病院は電話など，病院ごとに使うツールを覚え，また周辺の多職種と連携をして，その連携先が求めているツールで情報を共有してきました。

訪問看護師の訪問1回にかかる労働投入時間は全国的に平均約123分というデータからみても，主治医や多職種との連携・調整，ケアカンファレンスや記録など，訪問看護の周辺業務に時間を費やしている時間が長いことがわかります。関係職種の連携のツールがバラバラであるのもその要因の1つでした。これでは，訪問看護師は疲弊します。

そのようななか，12年ほど前からでしょうか，ICT（Information and Communication Technology）の話が在宅医療現場でもじわじわと出始め，2020年の COVID-19 の蔓延以降，急速に進んだ印象があります。

### ◆労働投入時間を短縮するためにも，多職種連携ツールを活用しましょう

医療介護用コミュニケーションツールは多職種が参加でき，リアルタイムにつながることができる多職種連携ツールで，連絡の手間を最小限にすることができます。利用する人が，自分の空いている時間に確認ができ，確認したら「いいね！」マークを押すと，誰が確認したかがわかるようになっているので便利です。

筆者はできるだけ多職種に声かけをして，同じツールを使うようにしていま

す。働いている自治体によっても違うと思いますので，連携をしている事業所に何のツールを使っているか聞いてみるとよいと思います。

　そして，もしまだトライしていないのなら，ぜひ，効率的に連携できるツールを導入できるように考えてみてはいかがでしょうか。　　　　　　（加藤希）

**64** 事業所内の報連相，申し送りの体制について教えてください

- 利用者の不利益にならない「報連相」の体制づくりを行う
- 報連相をしやすい環境が，変化に気づくチャンスであることを認識する
- 定期的なカンファレンスやミーティングを効果的に活かす

## ◆利用者の不利益につながらない体制づくりを

　報告・連絡・相談（報連相）は，いずれも相手に伝える行為ですが，使う場面や用途はそれぞれで異なります。報告は仕事の進捗や業務における結果や成果を報告すること，連絡は業務に関する情報や自分のスケジュールを伝えること，相談は質問や不明点やトラブルなどが発生したときに上司や先輩からアドバイスを聞くことです。

　訪問看護師は1人で訪問することがほとんどですが，1人ですべてを解決できるものではありません。情報共有の際に，こんな初歩的なことを聞いたらだめだなと，わからないままにしておくことは，むしろ利用者の不利益につながります。訪問看護を始める前のバックグランドは人それぞれです。知らないこと，わからないことがあるのは当然です。

## ◆報連相をしやすい環境が，変化に気づくチャンス

　利用者の人数が増えれば増えるほど，情報を収集する作業は大変になりますが，報告と連絡がうまく機能すると，問題解決が早くでき，業務効率も上がります。日頃から報告しやすい環境をつくり上げることは，「あれ？　それって大丈夫かな？」と気づくことにつながります。

　医療介護用コミュニケーションツールなどで報告を確認していると，今の状態を家族は知っているのかなとか，利用者はどう考えているんだろうと，感じることがあります。そのようなときは，朝のミーティングで共有したり，コミュニケーションツールを使って質問や確認事項を投げかけてみます。こうするこ

とで，どんな問題が潜んでいるのか，または生じているのか，問題を明確にして早期解決へとつなげていきます。

　特に新人訪問看護師には，「こんなこと，報告してもよいのかな？」「こんなこと，言ってもいいんだろうか？」などと思わないよう，「言ってもいいんだよ」ということを意識的に伝えていく必要があります。

　「○○さん，熱が高いので解熱剤を使いました」「○○さん，状態が不安定になっており，明日フォローの電話をします」「もし夜，熱が出た場合は，○○をするように医師から指示がありました」など，訪問の場で状態の変化があり，迅速に共有したほうがよい場合は，メールなどで情報を発信します。情報の共有ができていると，緊急の電話が鳴っても，または緊急に訪問することになっても，迅速に対応することができます。

#### ◆定期的なカンファレンスやミーティングで報告と相談を

● 定期的なカンファレンス

　筆者のステーションでは，気軽に相談する機会を増やすために，定期的なカンファレンスやミーティングを毎週水曜日の午後に行っています。そのため，水曜日の午後は基本的には訪問を入れないように調整しています（難しいことも多いのですが）。カンファレンスは看護師・理学療法士・介護支援専門員（ケアマネジャー）・事務職員が参加し，オンラインで行っています。内容は新規の利用者や状態が不安定な利用者の報告，及び最近困っているケースの相談も行います。

● 相談

　各訪問看護ステーションの理念や方向性により，プライマリ制やチーム制などありますが，ステーションが1つのチームです。利用者の病状や問題点は1人では抱え込まず，所内で相談をして，一緒に解決していくチーム・組織をつくっていきます。

　特に相談が多いのは，訪問したときの傷や潰瘍の処置に関すること，また緊急での対応の仕方です。傷や潰瘍は，写真を撮ると一目瞭然なので，クラウド型電子カルテに写真を残し，確認をしながら一緒に考えていきます。写真を有効活用して相談をしたほうがよいのですが，その場合の写真撮影には十分配慮します。

● **写真撮影に関する注意点**

・写真を撮らせてもらってもよいか，利用者や家族に必ず確認をする

・殿部などの撮影のときは，羞恥心に配慮する

・相手が恥ずかしいと感じる部分の写真撮影は控えつつ，必要な場合は写真の撮り方を工夫する

・個人の SNS の利用は，個人情報流出の観点からも利用者の情報を共有するアイテムとしては不適切である。個人間の SNS での共有は避ける

（加藤希）

## 緊急時の対応体制はどうするか？ ―緊急時の対応方法

- 緊急性が高いときは，現場から医師に報告をする
- 対応後はケアマネジャー，かかわりのある多職種へ報告する

### ◆緊急性が高いときは現場から医師に報告を！　利用者の意思の確認が大事

　訪問看護師が利用者宅を訪問したとき，緊急性の高い状況に遭遇することがあります。そのため，普段からの心構えとして，訪問時には「状態が変化している可能性がある」という気持ちで訪問するようにします。例えば，習慣として，玄関前では深呼吸をしながら，予測される変化をイメージして，呼び鈴を鳴らすというのもよいでしょう。

　また，症状が悪化した場合にどんな治療を望むのか，入院したいのか在宅かという利用者本人の意思を事前に確認しておきますが，一度決めたとしても，ずっと同じではありません。入院をしたいと思っていた利用者が，入院ではなく家にいたいと希望したり，その逆の場合もあります。気持ちは揺れ動くものですので，ステーションとしてどのような立ち位置で支持するか，ミッションやビジョンをスタッフに浸透させ，ズレが生じないようにしていきます。またスタッフには，慌てずに利用者の現在の状況を「観察」しながら，どのようにしたいか「気持ち」を聞き取り，緊急性の高い場合は，現場から医師に連絡するように指導します。その場合，医師も外来診察中や訪問診療中など，何か作業をしながらの電話応対になることも多いので，報告をする際は，症状と要因に加え，利用者・家族の意向をあわせて簡潔に報告することが大切です（図）。

### ◆対処後はケアマネジャー，かかわりのある多職種への報告を！

　訪問看護師は，医師の指示を受けながら，適切な対応をしてその場を退室しますが，その際も，経過観察でよいのか，夕方に再度訪問をしたほうがよいのか，翌日でよいのか，電話のフォローでよいのかを考えて対応します。また，介護支援専門員（ケアマネジャー）に報告し，かかわっている多職種と共有します。状態に変化があった利用者のことをホームヘルパーが何も知らないで訪問する

と，不安になったり，戸惑ったりしますので，現状を伝えたうえで，熱が出ていたらクーリングをしてほしい，37.5℃以上あったら連絡をくださいなど，わかりやすく伝えます。

（加藤希）

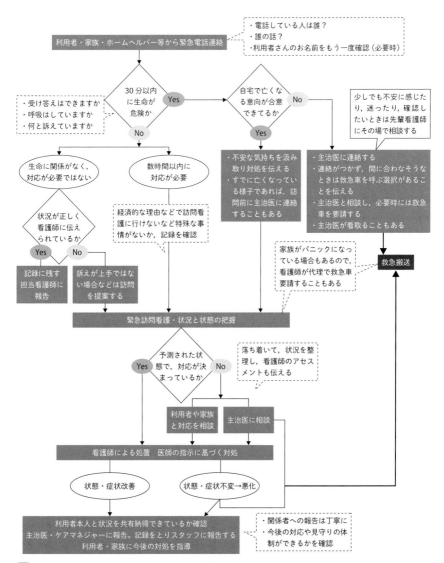

**図　東京ひかりナースステーションの緊急電話への対応フローチャート**

**バックオフィス機能の体制づくりについて教えてください。どのように業務分担していくとよいですか？**

- 開設初期は，少人数で業務分担しながら協力していくことが必要である
- 組織の変化とともに，定期的な業務の見直し，業務改善を行う
- バックオフィスの体制づくりは，業務整理を行い，業務（部署）ごとに担当者を任命する

#### ◆開設初期は，少人数で業務分担しながら協力していく

多くの事業所が最初は少人数で運営をすると思います。訪問看護は，直接業務（訪問して看護を提供する）以外の業務も数多くありますので，最初から事務職員を雇うか雇わないかによって，事務作業の内容は変わってきます。

筆者も最初は事務職員を採用せず，3人の常勤看護師で業務全般を行っていました。開設初期の頃は，訪問件数が少なく，雇用している人数も少ないため，事務業務全般を管理者が担うことが可能です。筆者自身も，新規の受け入れから業務全般のマネジメント，レセプト作業，書類，人事・労務に関することなど，最初の2年くらいは自分が中心となって行っていました。

しかし，訪問件数の増加とともに，新規雇用が必要な段階に入ると，だんだんと業務が煩雑になっていきますので，管理者1人では必ず限界を迎えます。業務を教え，責任を委譲することは大変なことです。他のスタッフとどのように業務を分担するのか，どのくらいの時期・どのくらいの売上になったら事務職員を採用するのかなど，計画的に採用計画を立てることが重要です。また，優秀な事務職員は，訪問看護事業の要でもあります。どんな事務職員を採用したいか，具体的にイメージをもって採用するとよいでしょう。

#### ◆組織の変化とともに，定期的な業務の見直し，業務改善を行う

組織の変化とともに，定期的な業務の見直し，業務改善を行うことがとても重要です。間接業務の効率化と役割分担を明確にして，一緒に働くスタッフに

とって働きやすい環境をつくることが必要となります。具体的な取り組みとしては，3 か月ごとにスタッフに「今，困っていることや改善したいことはないか」などのヒアリングをしたり，事業所に「意見箱・改善箱」などを設置して，働くスタッフが声を上げやすい仕組みをつくることなどが有効だと考えます。

　筆者のステーションの場合，開設当初はタイムカードを利用していましたが，現在は直行直帰のスタッフもいるため，オンラインでの勤怠管理に変更しました。また，訪問スケジュールも開設当初はホワイトボードに全体の訪問スケジュールを記載して事業所内の情報共有ツールで共有していましたが，現在はスプレッドシートを活用することによりリアルタイムで訪問スケジュールを確認できるようになるなど，組織の変化に応じて積極的に業務改善を行っています。

　また，当ステーションが掲げている「職員が働きやすい職場環境をつくる」という目的を明確にして，効率的・生産性の高い手段を考えています。加えて，「働きやすい職場づくり」は経営者や管理者がつくるものではなく，働く人も一緒につくっていくという意識をもち，主体的に動けるような職場風土や仕組みをつくっていくことも重要だと考えています。

### ◆バックオフィスの体制づくりは，業務整理を行い，業務（部署）ごとに担当者を任命する

　「いつ，誰が，どのように行うか」ということ，業務の役割と裁量と責任が明確になっていることが重要です。また，開設から 5 年くらいは組織の変化が激しく，業務整理に手をつけられなかったり，ハイパフォーマンスなスタッフに業務と責任が偏る傾向があるといわれています。筆者のステーションも開設から 5 年目を迎え，まさにそのような課題にぶつかっている状況です。表1は，当ステーションの業務一覧になります。とても多くの業務があることがわかります。業務分担・業務整理・業務改善を行っている最中，見直しているところです。

　バックオフィスの体制づくりには，まずは直接業務に紐づく一般事務や間接業務と，バックオフィス部門（経理・人事・労務）の担当者を分けて，バックオフィス部門は独立させるとよいと考えます（表2）。また，組織図を作成し，組織図に基づいて部署ごとの業務整理を行い，部署ごとに担当者を任命することも有用だと思います。少人数で行っているうちは，いくつかの業務を兼務

することになりますが，部署ごとに担当者を任命することで業務上の役割と裁量・責任が明確化し，組織として円滑に業務分担・業務連携していけると考えます。 (柳澤優子)

**表1 業務一覧（在宅看護センターLife&Com の例）**

| 業務統括マネジメント | 管理者→担当看護師・セラピスト業務 |
|---|---|
| □新規依頼受付，各種書類入力<br>□退院・初回などの日程調整<br>□ケアマネジャー，医師などとの多職種<br>　連携<br>□指示書依頼<br>□訪問スケジュール調整<br>□スタッフシフト作成<br>　計画書・報告書，担当表作成<br>　各種申請書類の提出 | □担当看護師決定<br>□初回訪問時アセスメント<br>□契約(事務スタッフが行う場合もあり)<br>□指示書確認，内服確認，予測指示確認<br>□保険情報確認<br>□訪問スケジュール確認<br>□他サービスの把握，調整<br>□医師・ケアマネジャーなどとの報告・<br>　連絡・相談<br>□訪問看護計画書作成<br>□電子カルテへの入力<br>　基礎情報・看護記録Ⅰ・褥瘡計画・記<br>　録入力<br>　計画書・報告書の作成 |
| 教育 | 実習生・研修生受け入れ |
| □ラダー作成・運用<br>□個別教育計画作成・運用<br>□スタッフ目標管理・評価<br>□年間社内研修企画・運営<br>□各種カンファレンスの企画・運営(症<br>　例検討・デスカンファレンスなど)<br>□アンケート作成・集計<br>□看護研究・学会発表の企画・準備<br>□学会・シンポジウムなどへの参加<br>□文献購入・外部研修案内<br>□新卒用教育プログラム作成・運用 | □実習生・研修生受け入れ準備・連携・<br>　調整<br>□外部見学者・研修生受け入れ調整<br>□大学講義・外部講師<br>　その他，外部講師など外部業務の調整 |

**表2 フロントオフィス・バックオフィスの業務**

| 一般事務 | イベント・プレゼント担当 |
|---|---|
| □電話対応 | □歓送迎会，忘年会などの企画・手配 |
| □郵便物の確認 | □冠婚葬祭・慶弔関係書類管理，手配 |
| □メール・FAX 確認 | □お中元などの準備，対応 |
| □ ICT 上の情報共有ツール確認 | □年賀状の手配 |
| □契約書など各種書類作成 | □スタッフ誕生会 |
| □新規利用者・訪問終了者の書類管理 | |
| **月末月初の業務** | |
| □計画書・報告書作成 | |
| □計画書・報告書印刷 | |
| □指示書依頼表作成 | |
| □書類封筒詰：ケアマネジャー宛・主治医宛 | |
| □指示書・ケアプランの授受 | |

| 経理 | 人事・労務 |
|---|---|
| □売上表作成 | **人事部門（求人広告・採用面談）** |
| 　経費精算書類整理→税理士に提出 | □各種求人サイトへの掲載 |
| □経費計上作業：職員の領収書の集計・給与反映，事業所の明細書・領収書整理 | □応募者への対応，面談日程調整 |
| | □採用面接 |
| | □採用後オリエンテーション |
| □各種税金支払い | □雇用契約書の契約 |
| □職員への給与振込 | □人事評価 |
| □利用料金の請求書・領収書作成 | **労務** |
| □業務委託関係の請求書発行 | □入退職時の書類案内→社労士へ提出 |
| □利用料金口座振替の入力 | □勤怠管理全般：出勤簿・日報確認　→社労士へ提出（給与計算依頼） |
| □税理士打ち合わせ：月1回 | |
| **レセプト業務** | □有給管理 |
| □介護保険・医療保険の実績確認 | □各種補助金申請 |
| □介護保険の実績表作成　FAX・郵送送付 | □就業規則の管理 |
| □レセプト作業 | □雇用関係・労務関係書類提出 |
| □介護保険・医療保険レセプト提出 | □社労士打ち合わせ（適宜） |
| □返戻対応 | |

| 営業・広報 | 社内 5S 活動* |
|---|---|
| □ SNS への発信 | □社内清掃・整理整頓の呼びかけ |
| □広報誌の作成・配布 | □物品の在庫管理 |
| □ホームページの管理 | □物品の注文 |
| □連携事業所への営業活動・挨拶回り | □必要物品の提案・補充 |

（つづく）

| 社用車の管理・安全管理 | 業務実績・業務改善への取組み |
|---|---|
| □安全運転管理者の設置 | □各種調査・アンケートへの回答 |
| □アルコールチェック表の確認・保管 | □利用者満足度・職場満足度調査の作成・配布・集計 |
| □車両点検，車検などの調整 | |
| □自動車保険更新 | □月間訪問件数，新規・看取り件数の集計 |
| □車内清掃，車内物品整備，呼びかけ | |
| □交通安全の啓蒙 | □安全管理・感染・ハラスメント・災害時などへの対応 |
| □事故発生時の対応 | |
| □事故報告のカンファレンスの開催 | □実地指導・監査などへの対応 |
| | □業務マニュアル・運営マニュアルの作成・運用・見直し |
| | □委員会の設置・運営（BCP, 感染, 記録） |

\* 5S活動とは，「整理」「整頓」「清掃」「清潔」「しつけ」のローマ字表記の頭文字（S）をとったもので，「作業の効率化や生産性の向上」「安全性の向上」など職場環境の改善や維持を目的とした活動のことを指します。

**Q 67　顧客への請求方法についてはどうするのがよい？**

**A**

- トラブルのもとになる現金でのやり取りは最小限にする
- 口座引落や振込をしてもらうことが一般的である
- 口座引落等が難しい場合は，コンビニ払いを検討する

#### ◆ トラブルのもとになる現金でのやり取りは最小限にする

　現金で利用料金を受け取ると，渡した・貰っていないといったトラブルが発生するリスクが出てきます。特に利用者に認知機能の低下がある場合，多くとられたとか，実際は利用料金をもらっていないのに渡したはずだと話されることも経験するかもしれません。

　そういった金銭トラブルを生じさせないためにも，できるだけ現金での支払いは避けてもらうほうがよいと思います。

#### ◆ 口座引落や振込をしてもらうことが一般的

　最初の利用月は請求書を発行し，そこに記載した金額を支払ってもらいます。翌月以降は請求書と領収書をあわせて利用者に送付することが一般的だと思います。

　利用料金の受け取り方法は，口座引落や振込をしてもらうことが一般的です。口座引落を利用する場合，口座引落が実行開始になるまで数か月かかる場合があります。その間は，振込をお願いすることが多いです。ただ，なかには「口座引落が完了してからまとめて引き落すようにしてほしい」という希望がある場合もあります。そういった場合は，希望に沿って実行することも可能です。ただし，理解しておいたほうがよいのは，現金の回収が遅くなるということは，現金の価値が下がるということです。お金を銀行に預けたら金利が付くように，現金が手元にない状態はそういった機会の損失ともいえます。よって，なるべくタイムリーに回収することが，健全な組織運営をするうえでは望ましいでしょう。

　振込の場合は，請求書に記載した口座に振込をしてもらいますが，法人銀行

口座に入金があったか確認する必要があります。そのため，家族などが振込を行うときは，利用者本人の名前を入れて振り込んでもらうと，手続きがスムーズに行えます。口座引落等が困難な場合は，現金での支払いではなく，コンビニ払いを検討してもらうとよいでしょう。 （藤野泰平）

採用に関すること

### 新規採用のために効果的な広報活動は？

- なぜ雇用したいのか，どんな人材を採用したいのかを考えて広報を する
- 欲しい人材を明確にしてホームページや SNS などを活用する
- 日頃のエピソードや実践を報告することも大切な広報・宣伝活動で ある
- 「人が人を呼ぶ」ということを忘れずに，職場の雰囲気を大切にする

#### ◆人材確保には目的を明確にした広報活動が大事

訪問看護ステーションで人材を確保しようと考えたとき，事業所でただ待っ ていても，働きたい人は来ません。やはり，広報活動が大切です。

あなたはどんな人材を採用したいでしょうか。人柄や看護に対する想いも大 切かもしれませんが，常勤か非常勤か，なぜ雇用したいのかを考えましょう。

以前の職場でのことですが，筆者は当時スタッフとして働いていましたが， 募集しても面接にすら何年も人が来ない，という経験をしました。組織はしっ かりしているのになぜ募集をしても来ないのか，考えされられました。むやみ やたらに募集をかけてみましたが求めている人材は来ませんし，ようやく面接 に来た人がいたので，人手不足だし（当時の所長はきっとこう思っていたに違 いない），とにかく採用してみようと採用したこともあります。しかし，結局 はどの人も数日〜数か月で辞めてしまうということを経験しました。ステー ションの人の出入りが激しいと疲労感と無力感だけが残り，「またか…」とい う気持ちになりました。

ただただ人材を増やしたいという思いだけで採用活動をするのではなく，業 務や体制を見直して問題点をあげ，その問題点を解決するために本当に人材が 必要なのか，なぜ採用をするのか，それは急ぎか，半年後か1年後かと，自 分たちが目指したいステーションに向けて，採用が必要かどうかをしっかり考 え，事業計画を立案していくことが大切です。課題がたくさん見つかると思い

ますが，まずはできるところから，1つひとつ取り組んでいきましょう。

### ◆日頃のエピソードや実践を報告することも大切な広報・宣伝活動である

その他，ホームページや SNS も積極的に活用しています（図）。

ホームページは地域住民向けに訪問看護を知ってもらう格好のツールです。ステーションの明るい雰囲気が伝わり，ミッションやビジョン，訪問看護の現場や採用条件などがわかるようにしました。

また，看護師の採用については，自分たちの看護への想いが届くように考えてつくりました。

インスタグラムは大勢の人が目にする可能性の高い情報源で，とてもよいツールですが，個人情報の発信ツールのような感覚で利用すると，方向性がズレてしまいます。そのため，誰に，何の目的で情報を発信するのかということを事業所内で話し合いました。その結果，「東京ひかりナースステーションの想いや取り組みを感じてもらえるツールとして活用をしたい」という共通認識のもとに，広報委員が日頃のエピソードや実践を書いて，積極的に投稿をしています。

最近は，筆者のステーションに応募にくる人のほとんどがホームページやインスタグラムを見て応募してきます。看護雑誌に実践報告等が掲載されると，ホームページの新規来訪者が増える傾向がありますし，実際応募してきた人は必ずといっていいほどホームページやインスタグラムを見ており，重要性を改めて感じています。

### ◆「人が人を呼ぶ」ということを忘れずに，職場の雰囲気を大切にする

あとは，古典的ではありますが「人が人を呼ぶ」ので，ここで働きたいと思ってもらえるような看護実践や看護への姿勢，職場の雰囲気をつくることを大切にしています。また，経営者としてはスタッフをリスペクトしていますし，1人ひとりの個性を大事にしつつ，「自ステーションらしさ」の調和が大事だと感じています。

（加藤希）

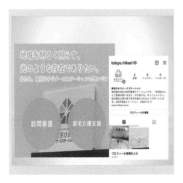

東京ひかりナースステーションホームページ

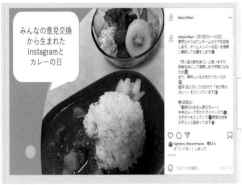

東京ひかりナースステーションの
インスタグラム

**図**　ホームページやインスタグラムで積極的に発信

**69** どんな人を採用して，どんな人を採用しないのか？ 採用基準の考え方について教えてください

- 自ステーションで，どんな人に働いてほしいのかを明確にする
- 自ステーションのミッションとビジョンを共有できる人を採用する

#### ◆ 自ステーションで，どんな人に働いてほしいのかを明確にする

　訪問看護を一緒に行う仲間になるわけですから，誰でもいいというわけにはいきません。筆者は，応募者が当ステーションに就職をして「何をしたいのか」という目的を確認するとともに，当ステーションのミッションやビジョンを共有し，「自ステーションらしさ」を一緒につくり上げていくことができる人材なのかどうかを見極めるようにしています。

　以前の職場で所長になりたてのときは，それがまだわからずに，来るもの拒まずで苦労した部分がありました。看護の知識が豊富なだけでもだめですし，優しさだけでも難しいものです。相手に不快感を与えない態度や言葉，一緒に「自ステーションらしさ」を追求できる人材こそが，採用基準の大きな柱になっています。

#### ◆ 自ステーションのミッションとビジョンを共有できる人を採用しよう

　そうはいっても，人手がなければ運営や経営に響きます。猫の手も借りたいほど忙しいときは，誰でもいいから就職して──という，管理者の言葉が聞こえてきそうです。しかし，ミッションやビジョンを共有できない人を採用すると，余計な仕事が増えたりして，さらに大変になることが多い気がします。例えば，介護支援専門員（ケアマネジャー）との連携のときに，「それは私たちの仕事ではないですから」と採用した人が言ってしまい，結局は管理者がその火消し作業で余計な苦労をすることになる，ということはよく聞く話です。

　ケアマネジャーは，看護師からのこういった言葉にはとても敏感ですし，忘れません。そうなると，1人の看護師が発した言葉が，事業所全体の言葉としてとらえられ，「○○ステーションは変わった」と言われてしまいます。そして，

それが広まっていったとしたら,新規依頼が減少することにもなりかねません。

　以上のようなことから,筆者のステーションでは数合わせのための採用はしません。仕事が多いときは,いったん新規依頼を中断する決断も必要なのかもしれません。 （加藤希）

## 給与・福利厚生・職場環境を確認しよう

- 給与，契約条件は，労使双方の話し合いで決定する
- 福利厚生は，企業のためのものではなく，従業員のためのものである
- 「働きやすい職場づくり」に取り組むことを発信していくことが大切である

### ◆給与：契約条件は労使双方の話し合いで

筆者の場合，採用した人の給与は前職より下げないようにしたいという思いがありました。しかし，軌道に乗るまでは大きく増やすこともできないので，同じような金額を提示し，契約をしました。会社をつくり，開設準備をしている期間から契約するか，訪問看護業務の始動とともに契約するかは，話し合いになると思います。賞与についても考えなければなりません。

### ◆福利厚生：企業のためのものではなく，従業員のためのもの

福利厚生とは，企業が従業員やその配偶者，家族に対して提供する金銭以外の報酬やサービスのことを指します。健康保険や雇用保険，労災保険，通勤手当，資格手当といった法定福利厚生と，各企業が独自に定める法定外福利厚生があります。この法定外福利厚生にどのような制度を導入するかは自由であり，多くの企業が自社の魅力を生み出すために考えて取り組んでいます。

筆者のステーションも，スタッフの意見を取り入れながら働きやすい環境を整備できるようにしています。企業による企業のための福利厚生ではなく，従業員のための福利厚生であることが求められます。

### ●「休暇」に関する福利厚生

法律で義務化されている法定休暇とは別に，各企業が独自に設けるリフレッシュ休暇や，従業員や家族の誕生月に休みをとれるバースデー休暇などがあります。筆者のステーションでは，リフレッシュ休暇を3日間取り入れて実践しています。

● 「育児・介護」に関する福利厚生

　法律では，出産・育児や介護と仕事の両立が図れるように法定休暇が定められていますが，さらに法定外福利厚生制度として，企業内に保育所を設置して従業員が利用できるようにしたり，育児休暇の延長・介護休暇などがあります。

　筆者のステーションでは，訪問件数を減らしたり，希望があればステーション内の仕事にシフトしたりして，体調をみながら継続して働き続けられるようにしています。当ステーションは開設して5年目を迎えましたが，3名の看護師が出産を経験し，育児をしながら復職した人，復職に向かって調整している人がいます。介護をしなければならないときも働き続けることができるように，調整や支援をしています。

● 「健康・医療」に関する福利厚生

　企業には従業員の健康を守るために健康診断が義務づけられていますが，法定外福利厚生として，がん検診や人間ドックの費用補助，トレーニングジムの利用料金の補助などがあります。

　筆者のステーションでも毎年健康診断を実施していますが，適宜がん検診なども追加しています。スタッフの生命と健康を考えて定期的に健康診断を行い，早期発見・早期治療に取り組めるように支援をしていくことが，スタッフを守ることにつながります。

● 「住宅・通勤」に関する福利厚生

　通勤手当や住宅手当などは，従業員の生活に直結する福利厚生制度です。従業員の経済的な安定を支援して，長く働きやすい環境をつくることを目的にしています。

　筆者のステーションは東京都中央区に事業所がありますが，周辺に住むとなると家賃もやや高い傾向にあるので，住宅手当を支給して，長く働けるように支援をしています。

● 「慶弔」に関する福利厚生

　慶弔見舞金制度は祝事や不幸に対して企業が一時金を支給したり，休暇を与える制度です。例えば，出産祝い金，子どもの入学祝い金，死亡見舞金，成人祝い金などがあり，これは従業員のモチベーションアップなどの目的に行われています。

　筆者のステーションでは，出産や入学などのお祝い金や，お見舞金も心ばかりですが支給しています。

## ●「財産形成」に関する福利厚生

　財形貯蓄制度は従業員にとって気軽に貯蓄でき，税制上の優遇が受けられます。企業が従業員に支払う給与から一部天引きをし，金融機関に払い込むことで貯蓄を行うことができ，従業員は手間をかけずに計画的に貯蓄ができます。

　筆者のステーションでは現在は行っていませんが，スタッフが希望するならば検討してもよいと考えています。

## ●「自己啓発・スキルアップ」に関する福利厚生

　従業員の自己啓発やスキルアップについて企業が支援する制度です。外部研修への参加費用を負担したり，資格受講の負担を担うことで優秀な人材の育成へとつなげることが目的です。訪問看護ステーションでは，サービス提供体制加算を算定するにあたり，看護師ごとに研修計画を立てて，該当計画に従い，研修を実施する必要があります。

　筆者のステーションでは研修費をスタッフに支給して，研修に参加できるように支援をするとともに，ステーション内でも倫理・感染・BCP・リスク管理などの研修を定期的に行っています。

## ●「職場環境」に関する福利厚生

　職場の環境を整え，従業員が働きやすい環境をつくることは非常に重要で，人材確保のために欠かせません。職員食堂を設けたり，休憩室や仮眠室などがあると，従業員のモチベーションアップにつなげることができます。

　筆者のステーションでは，夜間当番の看護師のためにベッドなどの寝具を準備し，浴室やキッチンなど，リラックスしながらも当番に対応できるような環境を整えています。また，1か月に1回程度「○○さん家のカレー」や「○○さん家の一品」という料理の提供を行っています。ワンチームのケアを目的に，チームメンバーが互いを信頼し尊敬して仕事をするため，苦楽を共にして信頼しあう仲間になるためにスタッフが交代で料理をつくっています。

　作った料理を前に，故郷のことや，その料理を好きな理由や想いなどを聞くことで，互いを理解することにもつながっています。

## ●「レクリエーション」に関する福利厚生

　企業がレクリエーション活動にかかる費用を負担する制度で，社員旅行，忘年会，新年会などがあります。

## ◆職場環境：「働きやすい職場づくり」に取り組むことを発信していく

いくら給与が高く福利厚生がよくても，職場の人間関係や雰囲気が悪ければ働き続けてもらうことが難しくなります。筆者のステーションでは，何においても安心して仕事や発言をすることができ，やりたいことや目指したい看護を素直に表出できる場づくりに取り組んでいます。何事にも安心できて，互いに育ち合う組織を醸成することを目指しています。

そして，こうした取り組みを発信していくことも必要です。東京都は 2017 年度から「TOKYO 働きやすい福祉の職場宣言事業」を始めていますが，筆者のステーションもこの事業に応募し，認定書をもらいました。この事業は，働きやすい職場づくりに取り組むことを宣言する高齢・児童・障害分野の事業所の「働きやすさ」に関する情報を公表することで，人材の確保と定着を求める福祉事業所と，自分にあった職場を探す求職者の双方を支援することを目的に実施されているものです。こういったものも活用して，事業所をアピールしていくのもよいと思います。　　　　　　　　　　　　　　　　　　（加藤希）

---

**参考文献**

・東京都福祉保健財団：TOKYO 働きやすい福祉の職場宣言事業. https://www.fukushizaidan.jp/204sengen/（2023 年 7 月 21 日閲覧）

## スタッフの育成に関すること

**Q71 スタッフの教育・評価に対する考え方は？**

**A**
- バックグラウンドや経験値の違う看護師だからこそ，個別の目標設定が大事となる
- プリセプターだけが教育を担当するのではなく，職場全体で考えるようにする
- ポジティブなフィードバックを心がける
- 事業所は人材育成に必要な環境を整え，育て上手になることを目指す

**◆バックグラウンドや経験値の違う看護師だからこそ，個別の目標設定が大事**

　訪問看護ステーションは看護師が生み出す看護そのものが商品であり，看護師が質の高い看護を生み出すことができるよう環境を整えるとともに，継続的に教育ができ，最高のサービスを提供できるようにする必要があります。

　訪問看護師業界はもともと幅広い利用者の状況に対応できるジェネラリストの看護師が多く，小規模ゆえにいつも即戦力の看護師を採用してきた経緯があります。教育においても，筆者が訪問看護師としてデビューした28年ほど前は，「先輩の働きをみて学ぶ」が主流で，組織としても個人としても何を目標にするかが明確ではなく，振り返る機会も時間も少なかったように思います。その頃の筆者は，ただただ，利用者宅への道順を覚え，訪問看護で何をするか，ノートに今日やる看護を走り書きして，利用者宅の独自のルールを覚えて訪問する，そんな毎日でした。そのような経験を経て，自分が教育する立場になったときに，これでは看護の質の向上は難しいのではないかと考え，訪問看護認定看護師の教育課程で勉強する機会を得ました。これにより，訪問看護ステーションでの教育の大切さを再確認することができました。一緒に目標を共有して育て合う環境をつくることが，ひいては訪問看護ステーション全体が評価され，求められる訪問看護ステーションへと発展することにつながると考えています。

　訪問看護師個々のバックグランドはさまざまですし，看護師だからできるは

ず，という根拠もありません。1つの経験から多くを学ぶ人もいますが，そうでない人もいますので，個々の経験知と能力に応じて個別の目標設定を行っていきます。

● **個々の経験知と能力にあわせて個別の教育計画を立案する**

　新入職看護師経験確認表（筆者のステーション独自の表）をチェックしてもらい，今まで何を経験していて何が不足しているか，これから担当する利用者の看護実践をみて，早急に学ばなければならない項目はあるかなどを確認します。特にスライディングシートの利用の仕方やおむつ交換は在宅の現場では必須なので，必ず技術を確認します。なお，このスライディングシートは事業所の介護用ベッドを利用して練習をします。

　入職してオンコール当番をするようになると，状態の不安定な利用者を訪問することになります。筆者のステーションでは，CADDポンプやカフティポンプ，CVポートの管理や皮下点滴の管理，腹膜透析，疼痛管理でオピオイドの薬をよく使うので，使用方法や効能などは理解しておく必要があり，そのための勉強を促し，必要なところは指導しています。

● **キャリアラダーに沿って評価をし，何が足りないのか，何を学べばよいかを可視化する**

・面接や振り返りをして，上手なフィードバックを行う（気持ちのよいコミュニケーション）

・カンファレンスや事例検討・勉強会の定例化を図る（学びたい気持ちに応える）

・自由に発言できる場を構築する

・キャリアラダーについてはQ74も参照のこと

● **教育の方法**

　OJT（On the Job Training）とは実際の現場で学ぶことですが，先輩看護師の訪問に同行して，訪問看護の実際を学ぶことは訪問看護を理解するうえでとても効果的です。重要なのは何を目標にするかであり，OJTを行ったら，何を見て何を学んだかを振り返り，わからないことを明確にして学び直し，知識や技術を深め，次回，何を目標にするかを明確にします（表1）。

**表1** 訪問看護現場の OJT（例）

| 見たこと，印象的だったこと | ・腹部マッサージでは，「の」の字マッサージしか知らなかったが，大腸の終わりと下行結腸の始まりをマッサージし，滞りをなくし便通を改善する方法を見た<br>→腹部マッサージは絶対これ！　という方法は教科書にも載っていませんが，腸管を触り動かしていく目的は変わりません。下行結腸は触りやすいです<br>・重度の難聴の利用者との筆談を見て，時間はかかるが何を訴えているのか丁寧に聞き取り，そのつど解釈にズレがないかを確認して，コミュニケーションをとる必要性があることを実感した<br>→そうですね！ |
|---|---|
| 覚えたこと | ・エアウォールを剝がす際は，皮膚を傷つけないよう指で押さえながら皮膚に対して平行に軽く引っ張っていく<br>→フィルム材は平衡に，テープ類は剝離角度を大きくしながら剝がすというのが基本です |
| 理解したこととポイントだと思ったこと | ・抗がん剤の副作用による低アルブミンからくる浮腫の人のマッサージを見学した。股関節・膝裏のリンパの滞りをなくしてから足先からマッサージすると流れやすい<br>→リンパマッサージの基本は体の中心から行うことです。鎖骨下，腋窩，腹部のリンパ管を開いてから股関節，膝裏，です。利用者によってはできる箇所から始めます |
| わからないこと | ・〇〇さんの踵の褥瘡では，中心は抗菌作用のあるゲーベン®クリーム，その周りは保湿と抗炎症作用のあるアズノール®を選択されているが，どのように使い分けられているか<br>→ゲーベン®クリームは DESIGN-R の「IN が大文字の人」が適応です。壊死組織がある場合は化学的融解を狙います。一方でアズノール®は保湿を主な目的にしています<br>・スライディングシートの使い方について調べてみたい<br>→動画サイトで調べてみるとよいでしょう。研修で行いますし，事業所内でもレクチャーしますので焦らなくてもよいです<br>・要介護度によって自治体から支給されるおむつ等の量が決まっているか<br>→自治体の高齢者紙おむつ等の支給事業があり点数が決まっています。その点数の範囲内でおむつを申請します |

（つづく）

| 次回への課題 | ・利用者の薬を調べる。何が生活に影響するのかを学ぶ |
|---|---|

*黒字が新任看護師，色文字はプリセプターが返信している内容になります。この振り返りノートは，スタッフ全員が見ることができて，どこまで教育が進んでいるかを確認できます。教育はプリセプターだけがするのではなく，ステーション全体でかかわり，お互いに育ち合う環境を整えていきます

## ◆ プリセプターだけが教育を担当するのではなく，職場全体で考えるようにする

　教育を担当するプリセプターについてスタッフみんなが理解することが大切です。訪問看護業界の「跡継ぎ問題」は各所で表面化しています。ステーション全体で，お互いに育ち合う環境にすることを目指しましょう。

## ◆ ポジティブなフィードバックを心がける

　どんな看護師でも事業所でイキイキ成長できるように，誰もが教え学び合う立場にあるという考え方をもって内部研修の実習を行います（表2）。「教えられた看護師が次の看護師に教えていく」というのが筆者のステーションでの指導方法です。

表2　東京ひかりナースステーションの内部研修内容

| 4月28日 | 情報共有 ○○さん1周年事例報告 |
|---|---|
| 5月19日 | ○○さん1周年事例報告 |
| 6月16日 | 勉強会の運営と資料の作成方法勉強会 |
| 8月11日 | 事例検討会 |
| 8月18日 | 口の働きを高めるマッサージ法の勉強会 |
| 9月15日 | 事例検討会 |
| 9月29日 | 計画書の作成ポイントの指導 |
| 10月20日 | ターミナルケア加算<br>人生の最終段階における意思決定支援のガイドライン勉強会 |
| 11月10日 | 倫理綱領勉強会 |
| 11月24日 | ○○さん1周年記念実践報告 |
| 12月1日 | コミュニケーション勉強会 |

*全員参加（不参加者は議事録と資料で復習する）

**◆ 事業所は人材育成に必要な環境を整え，育て上手になることを目指す**

　あなたの事業所は育成に適した環境になっているでしょうか。管理者が忙しい管理業務の間に育成をしていたり，またプリセプター等の専任者がいても，その人１人に任せきりにしているということはないでしょうか。事業所全体が互いに，育ち合う環境になるように現状分析をして，組織の課題を明確にして，教育に対する計画を具体的に書いて実行することをお勧めします。

（加藤希）

---

**参考文献**

・佐藤直子：訪問看護新任者の特徴を踏まえよう 大人のための学習理論３つのポイント．訪問看護と介護，26（3）：164-166，2021.

**Q 72　組織としての教育体制をどうすればよい？**

**A**
⚬「経験」を「学び」にする，育成者からの声かけとサポートが必要
⚬やる気を引き出すかかわりをする
⚬互いを認め合う姿勢を貫く。場を和ませるのも育成者の務めである
⚬看護の質とモチベーション，プレゼンテーション能力の向上を図る

### ◆「経験」を「学び」にするために育成者からの声かけとサポートが必要

　令和 2 年衛生行政報告例によると，訪問看護師の数は全国で約 6 万 2,000 人となっており，これは看護師全体の約 4.9％です。この数年で人数は増えており，若いうちから訪問看護師となる人も出てきている印象はありますが，40 代以上の割合が多い傾向は以前より変わらないと思われます。日本看護協会・全国訪問看護事業協会・日本訪問看護財団によれば，超高齢社会が進んでいるわが国においては，2025 年には訪問看護師が 15 万人必要であると発表していますが，いまだ，訪問看護の需要に対して訪問看護師の数という供給が追いついていないことがわかります。

　つまり，訪問看護の経験のない人や，新卒者を積極的に受け入れて教育をしていかなければ，明るい未来はないということです。ステーション経営のカギは，まさに人材育成で，教育体制をしっかりと整えていく必要があります。

### ◆やる気を引き出すかかわりをする

　教育にあたっては，褒めたり励ましたりするほかに，タイムリーに，具体的で，かつポジティブなフィードバックを行うことで，やる気を引き出すようにかかわります。また，相談をしてきた際にも，自分の意見を伝えるだけではなく，なぜそう思っているのか，どうしたらよいと思うのか，どんな状況ならできそうかなど，本人が考えながら答えを出せるように導くことが大事です。

### ◆互いを認め合う姿勢を貫く：場を和ませるのも育成者の務め

　そして，カンファレンスや勉強会では，互いの看護を知り，認め，自分の訪

問看護の場面でも活かすことができるようにしていきます。職場内では自由な発言ができ，相手の意見を否定することなく，そんな考え方もあるね，と互いを認め合うという姿勢が大切です。たまに突拍子もないことを言う人もいますが，何を言ってるの？　ではなく，上手に修正をして，場を和ませることが育成者には求められます。

### ◆ 看護の質とモチベーションの向上，プレゼンテーションの能力向上を図る

　筆者のステーションでは，スタッフの看護の質の向上・モチベーションの向上・プレゼンテーションの能力の向上のために，さまざまな企画を行っています。例えば，水曜日の午後は情報の共有と勉強会，委員会活動を行っています。

　訪問件数1件あたりの「単価×人数×月4回（または5回）」が削られてしまうのですが，それでも，日頃の困っている事柄に対して解決に向けて話し合ったり，嬉しかったことなどをみんなで情報共有することは，それだけでも看護の質の向上につながると考えています。また，「○○さんからの持ち込み企画」などというものを設け，自分の得意としている分野，勉強したいと思っていること，日頃の業務で気になっていることなど，内容を自由とした勉強会を開催して，みんなで知識を深めています。

　実践報告会では訪問看護を始めて1年の節目に，自分のこれまでの看護を振り返り，発表しています。「東京ひかりのこれからをみんなで考える」という時間を設けることもあり，このときは全員がそろって，当ステーションのミッションやビジョンを評価し，今後何にチャレンジしたいかを話し合います。

　また，数字を見える化して，当ステーションの月別や年間の訪問看護の延べ件数，医療保険と介護保険の割合，収支を伝え，実績や売上を意識してもらうようにしています。新規依頼が多いのはなぜだと思うか，緊急の回数が多いのはなぜか，など数字が示すことを考えることは，利用者へのケアの振り返りにもなり，同時にもっと有効な排泄ケアはあるのか，どうしたら不快な時間は減るのかなど，課題をあげて解決策をみんなで考えることで，スタッフの引き出しのアイテムを増やすことにつながっています。 　　　　　　　　　　（加藤希）

---

**参考文献**

・佐藤直子：特集「育て上手」養成講座─効果的な理論＆アイデアツール，集めました PART1〜PART3．訪問看護と介護，26（3）：164-175，2021.

## 73 新人教育の方法について教えてください

A
- 成功体験を積み重ね，一歩一歩成長できる環境と教育プログラムが必要である
- 個別の教育プログラムを作成し計画的に支援する
- 訪問看護件数を減らしてでも，ケースと向き合う時間を確保する

### ◆成功体験を積み重ね，一歩一歩成長できる環境と教育プログラムが必要

　過去の育成の経験で学んだことは，教育プログラムをつくらずにその場その場の感覚で教育をしていくと，新人訪問看護師はさまざまな先輩訪問看護師の指導や意見に惑わされてしまい不安を抱き，バーンアウトしやすいということです。

　訪問看護師には，利用者宅への道を覚える，個々の利用者のさまざまなルールを覚える，介護保険制度，多職種連携など，看護実践以外にも覚えなければならないことが山ほどあります。また，現場のベテラン訪問看護師は，大変そうなケアをいとも簡単にこなすため，新人訪問看護師は自分にできるのだろうかと不安になります。それに加えて，1～2回の同行の後には1人で訪問するという怖さ，そこが定着率の低さの要因の1つであると考えています。訪問看護はしたいけど，不安でいっぱいでやっぱり自分にはできないと落ち込むような育成では，人は育ちません。成功体験を積み重ね，一歩一歩成長できる環境と教育プログラムが必要です。

### ◆個別の教育プログラムを作成し計画的に支援する

　筆者のステーションでは個別の教育プログラムを作成し，訪問で困った場合でも電話をしやすいような雰囲気をつくっています。また，オンコール当番のときにも全面的にフォローする環境を整えています。訪問看護経験0年目と1年目，3年目，5年目では，自ずと目標に到達する時期は違いますし，バックグラウンドによっても差は生じます。その差を個性としてみることが大切だと感じます。成長の進捗状況により，訪問先や勤務，チーム編成なども配慮して

います。

## ● 同行訪問

　筆者のステーションでは，利用者の情報収集を行ったあと，1回目は同行見学，2回目は一部実施，3回目は一連実施をし，指導者が単独訪問できるか判断します。そして新人訪問看護師に不安がなければ，4回目から1人で訪問することにしています。しかし，不慣れなケアや不安要素がある場合（特に小児や医療依存度の高い利用者）は同行訪問3回とは決めず，同行訪問の回数を重ねて，徐々に1人で行うことができるようにしていきます。

　いつもと違うときに何をどのように観察をするのか，どのように対処していくか，誰に連絡をするのかなど，プリセプターとともに考え，次のケアにつなげることができるようにしています。不安が強い状態で単独訪問させることは，利用者にもステーションにとっても不利益になるので，新人訪問看護師が1人で訪問できそうと思えるようになるまで同行します。

## ● 看護技術取得への指導

　当ステーションでは点滴（末梢静脈・在宅中心静脈栄養）の管理や効果的な肺のケアの方法，吸引や膀胱留置カテーテルの管理，スライディングシートの活用法，肥厚している爪切りなどの看護技術は，事業所内で先輩訪問看護師から講習を受けるなど，現場で必要な基本技術は前もって習得できるようにしています。

　また，当ステーションでは介護用ベッドを準備しています。夜間当番の際に泊まれるようにしているのですが，介護用ベッドにしたのは，スライディングシートや移乗の練習などに活用できると考えたからです。

## ● ポジティブな振り返りと課題解決へのかかわり

　プリセプターだけに教育を一任するのではなく，スタッフ全員が教育と指導に理解を示し，みんなが共に成長していく気持ちをもつことができるようにかかわることが大切です。利用者や家族を理解するように，看護師同士も互いを理解し，寛容に接し，共に成長できる環境が必要です。

　そのために筆者のステーションでは，自身の課題を抽出して問題解決ができるように，振り返りをする時間を設けるようにしています。自分は何をやっても駄目とネガティブに考えて落ち込むケースが多いので，「できなかったことに気づいたことを肯定的にとらえる」「できなかったことを共に整理する」「次に活かすためにはどうすればよいのか共に考える」ということを，翌日の看護

実践に活かせるようにポジティブに働きかけています。

### ◆訪問看護の件数を減らしてでも，ケースと向き合う時間を定例化する

　筆者のステーションでは夕方の申し送りはありませんが，その代わりにオンラインで情報共有をしています。その日訪問した利用者に変化があった場合，予定表の下にトピックスを書いて共有します。また，前述のように，毎週水曜日の午後の訪問看護をなくし，情報の共有のために事例検討や勉強会，委員会活動などの時間を確保しています。この水曜日のカンファレンスでは，新規の申し送りをします。その後に，状態が変化している利用者や，処置やケアで困っているケースなどを手上げ方式でどんどん話していきます。例えば，「自分は利用者に対して○○を大切にしてかかわっている」「終末期で，見守りを続けていくなかで○○に注意している」など，互いの看護ケアの方針と想いを共有します。これをすることで訪問したことがない利用者に呼ばれても，安心して訪問ができ，声かけの質や看護ケアの質も違ってきます。

　困っている事例に対してはみんなからの意見をもらい，自分のケアを振り返ることで，成長につなげていきます。こうした一連の取り組みは，1人で抱え込まずチームでケアをしているという意識を強化することに役立っており，情報を共有して互いの看護を尊重することでチーム力が向上します。　　（加藤希）

**中堅スタッフの育成・キャリアアップをどう考える？**

- 中堅以降は，マネジメントする力やリーダーシップについて学んでもらう
- キャリアラダーに沿ったキャリアアップを職場が支援をする

**◆ 中堅以降は，マネジメントする力やリーダーシップについて学んでもらう**

中堅以降になると，利用者や家族の看護を中心に考える時期から，チーム全体の動きを見て，今何をすべきか考える力を身につけなければなりません。そのため，中堅以降のスタッフには，マネジメントする力やリーダーシップについて指導をしたり，ミッションやビジョンを語り，想いを共有したりして，チームのリーダーになることができるように教育をしていきます。

**◆ キャリアラダーに沿ったキャリアアップを職場が支援をする**

筆者のステーションでは，キャリアラダーを示して「レベルの見える化」に取り組んでいます。標準研修の指針を設け，積極的に外部研修に参加するように促していますが，指示や命令で参加するのではなく，本人が学びたいと自ら思うように指導することが大切で，ファーストレベル研修の受講を勧めたりもしています。

また，事業所内の話し合いの場や勉強会において，「プリセプターの役割とは」「キャリアアップについて」などの話をし，少しずつでもキャリアアップができるような教育を行っています（図）。 （加藤希）

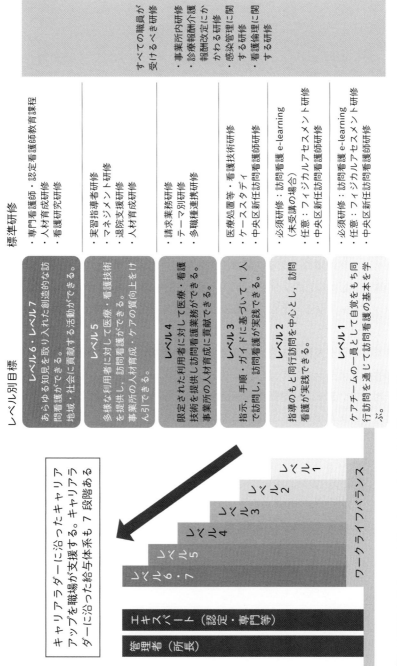

**図　東京ひかりナースステーションのキャリアアップ体制**

レベル別研修

| | すべての職員が受けるべき研修 |
|---|---|
| | ・事業所内研修 |
| | ・診療報酬介護報酬改定にかかわる研修 |
| | ・感染管理に関する研修 |
| | ・看護倫理に関する研修 |

標準研修

| レベル別目標 | 標準研修 |
|---|---|
| **レベル6・レベル7**<br>あらゆる知見を取り入れた創造的な訪問看護ができる。地域・社会に貢献する活動ができる。 | ・専門看護師・認定看護師教育課程<br>・人材育成研修<br>・看護研究研修 |
| **レベル5**<br>多様な利用者に対して医療・看護技術を提供し、訪問看護ができる。事業所の人材育成・ケアの質向上をはかることができる。 | ・実習指導者研修<br>・マネジメント研修<br>・退院支援研修<br>・人材育成研修 |
| **レベル4**<br>限定された利用者に対して医療・看護技術を提供し訪問看護業務ができる。事業所の人材育成に貢献できる。 | ・請求業務研修<br>・テーマ別研修<br>・多職種連携研修 |
| **レベル3**<br>指示、手順、ガイドに基づいて1人で訪問し、訪問看護が実践できる。 | ・医療処置等・看護技術研修<br>・ケーススタディ<br>・中央区新任訪問看護師研修 |
| **レベル2**<br>指導のもと同行訪問を中心とし、訪問看護が実践できる。 | ・必須研修：訪問看護 e-learning（未受講の場合）<br>・任意：フィジカルアセスメント研修<br>・中央区新任訪問看護師研修 |
| **レベル1**<br>ケアチームの一員として自覚をもち同行訪問を通じて訪問看護の基本を学ぶ。 | ・必須研修：訪問看護 e-learning<br>・任意：フィジカルアセスメント研修<br>・中央区新任訪問看護師研修 |

キャリアラダーに沿ったキャリアアップを職場が支援する。キャリアラダーに沿った給与体系も7段階ある

レベル6・7
レベル5
レベル4
レベル3
レベル2
レベル1

ワークライフバランス

エキスパート（認定・専門等）

管理者（所長）

**Q 75 どのような人事評価をするのがよいのか？**

A
- 人事評価制度に，「業績評価」「能力評価」「情意評価」を用いる
- 人事評価を運用することで，組織全体で期待できる効果を上げる
- キャリアラダーに沿った給与体系を設ける

### ◆人事評価制度に，「業績評価」「能力評価」「情意評価」を用いる

　人事評価とは，従業員の働きぶりやスキル，パフォーマンスを評価するものです。人事評価制度は，従業員の成果を評価する「業績評価」と，保有するスキルを評価する「能力評価」，職務態度などの「情意評価」を主軸として設計されています。

### ◆人事評価を運用することで，組織全体で期待できる効果を上げる

　人事評価制度は人事制度であり，従業員の処遇について取り決めた仕組みの集合体です。最近では，評価制度，等級制度，報酬制度の3つの機能をもって人事制度と呼ぶケースが多いようです。単純に，人材を評価するだけの仕組みではなく，評価の運用により組織全体で期待できる効果があります。例えば，処遇の根拠づけ，目標設定による人材のマネジメント，スキルの向上や管理，コミュニケーションの活性化などのメリットがあげられます。

### ◆キャリアラダーに沿った給与体系を設ける

　筆者のステーションでは，人事評価をキャリアラダーに沿って行っており，給与体系もこれに基づいています（表）。自分は現在レベル1なので給与はいくら，というように，わかりやすくなっています。当ステーションでは，年度はじめに，ラダーでの自己評価をもとにマネジメント部門の責任者と面接をして，目標の再設定をします。このラダーの自己評価とマネジメント部門の責任者の評価をもとに，勤務態度，看護実践力（スキル），記録，勉強，多職種連携，貢献度，事業所内所外での協調性や気持ちよいコミュニケーションが図れているかなどを点数化して，管理者が評価をし，賞与や昇給額を決定しています。　　　（加藤希）

表 **東京ひかりナースステーションの評価表**

| 行動目標 | | レベルⅠ 初心者 | | 評価日 | 年 | |
|---|---|---|---|---|---|---|
| 所属 | | | 氏名 | / | / | / |
| 到達目標 | | ケアチームの一員としての自覚を持ち、同行訪問を通じて訪問看護の基本を学ぶ | | 自己 | 指導者 | 管理者 |
| Ⅰ 看護実践能力 | ⅰ 基本姿勢 | 1 自己の健康管理の大切さを知っている | 1 心身の休息をとり、仕事に臨む大切さを知っている | | | |
| | | 2 訪問看護に必要なマナーを知っている | 1 訪問看護に適した挨拶、言葉遣いを知っている | | | |
| | | | 2 訪問看護に適した立ち居振る舞いを知っている | | | |
| | | | 3 訪問看護に適した服装、身だしなみを知っている | | | |
| | | | 4 決められたスケジュール（退出時間・訪問時間）に沿って行動できる | | | |
| | ⅱ サービス提供 | 1 安全に利用者への同行訪問ができる | 1 利用者の訪問先までの移動ができる | | | |
| | | | 2 交通ルールを遵守できる | | | |
| | | | 3 事故、遅刻、道に迷う、同行者とはぐれた場合などの対応を知っている | | | |
| | | | 4 同行訪問看護の指示に沿った行動ができる | | | |
| | | 2 同行訪問を通して訪問看護の基本的な技術を理解している | 1 訪問看護に対象者は利用者だけでなく、その家族・関係者であると知っている | | | |
| | | | 2 訪問看護は利用者・家族の生活の場で提供されると知っている | | | |
| | | | 3 訪問看護師の行う訪問看護の一連の流れ（訪問の準備、ケア、片付け、記録、報告）を知っている | | | |
| | | | 4 利用者に合わせた適切な飲食物・衣類・環境等への調整を知っている | | | |
| | | | 5 ケア・医療処置について利用者に合わせた看護の工夫があると知っている | | | |
| | | | 6 ケア・医療処置について利用者・家族に説明することを知っている | | | |
| | | | 7 訪問看護の開始までの流れや契約に基づくことを知っている | | | |
| | ⅲ 安全・倫理 | 1 人権に配慮した行動を知っている | 1 職務上知り得た情報を事業所以外に持ち出さない（話す、写真、カルテなど） | | | |
| | | | 2 利用者・家族「その生活」を尊重し否定しない | | | |
| | | | 3 倫理鋼領を知っている | | | |
| Ⅱ 役割遂行能力 | ⅰ 組織 | 1 事業所の一員として行動がとれる | 1 事業所の理念・目標を知っている | | | |
| | | | 2 事業所内のスタッフ等とコミュニケーションがとれる | | | |
| | | | 3 事業所内の研修会に積極的に参加者する | | | |
| | ⅱ 地域 | 1 地域の特性（人口、産業、医療、介護）を理解している | 1 地域の特性（人口、産業、医療、介護）をホームページなどから調べることができる | | | |
| Ⅲ 自己教育・研究 | 自己教育・研究 | 1 同行訪問で何を学ぶか明確にできる | 1 利用者・家族の療養状況とその生活を知っている | | | |
| | | | 2 同行者の実践から訪問看護が何をするか知っている | | | |

スタッフは満足しているか？ ──働きやすい職場環境づくり

**Q76** 残業に関することについて教えてください

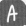

- 多忙時は，残業過多にならないように注意する
- 自宅での業務にあたっては，ワークライフバランスが崩れないように配慮する

**◆多忙時は，残業過多にならないように注意する**

労務管理のなかで，労働時間は課題の1つといえます。訪問看護ステーションはオンコール当番をもつことで夜間に呼ばれることも多く，また報告書や計画書を作成する時期には残業が発生します。報告書と計画書の作成時期を変更して個々の残業が重ならないようするなどの配慮も必要です。

**◆自宅での業務にあたっては，ワークライフバランスが崩れないように配慮する**

近年，ICT（Information and Communication Technology：情報通信技術）の活用が進み，自宅で業務をするケースも多くなりました。

筆者も直行直帰で，自宅で記録を書いたりすることがあります。自宅で仕事をする場合には，家事や育児の合間に仕事をすることも考えられるため，ワークライフバランスが崩れないように配慮する必要があります。

出勤日にはスタッフの態度や表情を見ながら疲れていないかどうかを確認し，疲れていそうな場合は声かけをして体調を確認することも大切です。必要と思われる場合は休暇をとるように声かけをしたり，労働時間を短縮するなど，日頃からコミュニケーションを図り対処しています。 （加藤希）

## 有給休暇・特別休暇をどう設定するか？

- 有給休暇は年間 5 日以上の取得が義務化されている
- 特別休暇は，労働者の不利益にならないように設定する
- 有給休暇の申請や消化状況はスタッフ間でオープンにすることも有用である

### ◆ 有給休暇と特別休暇は労働基準法の規定に従う

2019（平成 31）年 4 月に労働基準法が改正され（働き方改革），年次有給休暇の取得義務化により，すべての企業において，年に 10 日以上の有給休暇が付与される労働者については，年 5 日間の有給休暇を取得させることが義務づけられました。これにより，従業員には必ず有給休暇を取得してもらう必要があり，取得させない企業については罰則の対象となりました。

また，原則として年次有給休暇は 1 日単位で取得することになっていますが，労働者が半日単位での取得を希望して時季を指定し，使用者が同意した場合は，労使協定が締結されていなくても，半日単位で年次有給休暇を与えることが可能です。

ただし，訪問看護ステーションは小規模が多いので，同日・同時間帯に複数のスタッフが休暇の申請をするとなると運営に響きます。そこは一定のルールを定めて，健全な運営を損ねることがないように配慮します。

なお，事業の正常な運営を妨げる場合には，使用者による有給休暇の時季変更権（取得時期を変更させる）が認められています。なるべく希望に沿った有給休暇が取得できるように互いに声かけをし，もし重なった場合は譲り合いが必要になることもあります。

### ◆ 申請状況・消化状況はスタッフ間でオープンにすることも有用

筆者のステーションでは，全職員が有給休暇取得100％を目指し，コンスタントに有給休暇を取得するように推奨しています。また，有給休暇の申請状況や消化状況はオンラインで全員がわかるようにしています（表）。　（加藤希）

**表 東京ひかりナースステーションの有給休暇確認・申請表**

| 有給休暇確認・申請表<br>（2022年下半期〜2023年上半期） | | | ☆最低でも2か月に1回は有給休暇を取りましょう！ | | |
|---|---|---|---|---|---|
| 期間 | 職員名 | 有給残日数 | 1 | 2 | 3 |
| 2022年10月1日〜<br>2023年9月30日まで | ○△○ | 13 | 10月21日 | 12月12日 | 12月13日 |
| | ○○○ | 13 | 12月7日半 | 1月21日 | |
| | ○○△ | 13 | 12月19日 | 12月26日 | 1月18日 |
| | △○○ | 12 | 10月10日 | 11月3日 | 11月23日 |
| | △△○ | 10 | | | |
| | △○△ | 3 | | | |
| | ○△△ | 11 | 11月24日 | 11月25日 | 11月28日 |
| | ●○○ | 11 | 10月24日半<br>11月18日半 | 12月22日半 | |
| | ○●○ | 10 | 11月23日 | 12月29日 | 1月6日 |

## 妊娠・出産・育児をしやすい環境にするには？

* スタッフみんなが寛容であることが大切である
* 復職したいという気持ちに寄り添える体制をつくる

### ◆スタッフみんなが寛容であることが大切

　筆者が訪問看護ステーションで働き始めて感じたのが，妊娠をするとスタッフが職場を辞めていく，ということでした。なぜ辞めなくてはならないのか，疑問に思い聞いてみると，自転車に乗れないから，やめるのは当たり前，気も遣うし，という答えでした。また，小さい子どもを育てながら働いているスタッフが休んだときの風当たりが強いことにも，違和感を感じました。その頃はまだ病児保育もなかった頃なので，子どもが小さくて風邪をひいたら幼稚園や保育園には連れていけないし，休まなくてはどうしようもないのに，何か悲しい。そう思ったことが，妊娠や出産，育児をしやすい環境を整備しようと考えたきっかけでした。

　そこで，とにかくスタッフが急に休んでも心に余裕をもてるようにしました。これはマインドの訓練で，雨が降った日の訪問がいやだなと感じないようにするのと一緒で，自分自身の思考のプロセスを変えました。また，職場ではゆとりのある運営ができるように人材を増やし，妊娠して体調が不安定なときには休める体制や，おなかが大きくなったり，張りが出て不安定なときなど，自転車に乗れないときは，事業所内で他職種と連携し報告書づくりなどに積極的に取り組んでもらい，訪問に行けず申し訳ないと思う気持ちに寄り添えるようにしました。

### ◆復職したいという気持ちに寄り添える体制をつくる

　筆者がステーションを立ち上げて，4年。3人が妊娠・出産・育児を経験して，復職の予定になっています。

　妊娠・出産・育児というとても大切な時期を，仕事と両立したいというスタッフには，その気持ちに寄り添える体制をつくり，職場風土を醸成すること

が大事になります。

　また，急に休む理由は出産や育児に特化したことばかりではありません。自分自身の体調や家族のこと，親のことなどで急に休むことは誰にでもあり得ることなので，お互いさまの気持ちで互いに支え合っていくようにしています。

（加藤希）

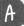

## 79 男性の育児休業を推進するには？

- 育児・介護休業法の内容をおさえておく
- 基本は，女性の育児休業の場合と同じである
- お互いさまの気持ちをもって協力することが大切である

### ◆育児・介護休業法の内容をおさえておく

　長い訪問看護の経験のなかで，筆者はまだ一度も経験していませんが，男性の育児休業の取得が推進されるようになっています。国として労働力の確保・維持を図る手段の1つとして，働き続ける女性を増やすことと同時に，男性育休の取得促進が必要とされているのです。しかし，厚生労働省の「雇用均等基本調査」によると，女性の育児休業取得は83％と高いものの，男性は7.4％と依然として低い数字にとどまっています。かつ，男性の育児休業の取得日数は，8割が1か月未満となっています。そこで，育児休業をとりやすくすることを目的として，2021（令和3）年に育児・介護休業法が改正され，2022（令和4）年から順次施行されました（表）。

### ◆基本は女性の育児休業の場合と同じ：お互いさまの気持ちをもって協力すること

　この育児・介護休業法改正により，訪問看護ステーションの男性スタッフも積極的に育児休業を取得できるようになり，経営者や管理者は，本人の意思を確認することが必要となりました。その際に「あなたが抜けたら困る」という前提での意思確認ではだめで，「ぜひ取得してほしい」「ぜひ取得してください」というメッセージをしっかりと伝える必要があります。

　経営者・管理者は，育児休業をとるスタッフが気持ちよく休むためにも，また利用者のためにも，仕事をどのように配分するかを考えます。短期間であれば，現状のスタッフでやりくりすることもあるでしょうし，休業中と限定して，代替の人を採用することもあると思います。

　基本的には，女性が育児休業を取得する場合と同じ対応となりますが，特に

休業するスタッフが1人で担っている仕事や対応があれば，しっかりと申し送りがなされ，担い手となった人が過重労働にならないように配慮をする必要があります。

　いずれにせよ，職場のスタッフには，お互いさまの気持ちをもって，互いに協力していく職場風土を醸成していきたいものです。男性の育児休業取得の促進は，これからです。男性も女性も働きやすい職場づくりを互いに協力して進めていくことが必要です。 　　　　　　　　　　　　　　　　　　　　　　　（加藤希）

**表　育児・介護休業法改正のポイント**

> ・2022年4月施行
>   ・雇用環境整備，個別周知・意向確認の措置の義務化：配偶者の妊娠・出産を申し出た職員に対して，育児休業制度を説明し，個別に取得するかどうか意思を確認する
>   ・有期雇用労働者の育児・介護休業取得要件の緩和
> ・2022年10月施行
>   ・男性の育児休業取得促進のための新制度が創設される：産後パパ育休（出生時育児休業）の創設（休業の申し出は2週間までに申請する，育児休業は2回に分けて取得可能（出産時の育児休業と合わせると4回に分割して取得可能））
>   ・育児休業の分割取得：子どもの出生後8週間以内に4週間までの育児休業を取得することができる。この4週間を男女ともそれぞれ2回に分けて取得することが可能
> ・2023年4月施行
>   ・育児休業取得状況の公表の義務化

**Q 80** スタッフが満足していない場合の対応はどうすればよい
か？　スタッフの不満を確認する方法を教えてください

**A**
- まずはスタッフ本人の話に耳を傾け，一緒に解決方法を探っていく
- 管理者にはスタッフの思考や性格を読み取る観察力が必要となる
- 必ず振り返りを行い，承認と支持を忘れないようにする
- 人は認められることでモチベーションが上がるものである

### ◆ まずはスタッフ本人の話に耳を傾け，一緒に解決方法を探っていく

　筆者は，落ち込んでいるようなスタッフがいたら，まずは本人の話に耳を傾けます。困りごとがあるとき，人は不安や不満で頭いっぱいになって思考停止をしてしまい，何が問題なのかを見失っていることが多いので，絡まった糸をほぐすように，少しずつ何が問題なのか，何に困っているのかを一緒に整理をしていきます。この作業をすることで，スタッフの思考過程がわかり，それを知ることで対策もとれるようになるので，この過程はとても大事になります。

　そして，知ることで終わりではなく，次にその不安や不満を解決するために，何をすべきかを一緒に考えていきます。何ならできるのか，何ならトライしてみようと思うのか。そして，決めたことを実践できるように後押ししたり，見守ったりします。

### ◆ 管理者にはスタッフの思考や性格を読み取る観察力が必要

　この過程でどう支援するのがよいかを，スタッフの思考や性格から読み取り，助けがいると判断したときにはしっかりとサポートします。やはり，ここには管理者の観察力が必要になります。

### ◆ 必ず振り返りを行い，承認と支持を忘れない

　そしてその後，振り返りをして，こういうところがよかったね，できたね！と，実践してできた事柄を承認し，支持します。この作業をしっかり積み重ねていくことで，スタッフにとっても満足感の高い事業所へと成長するのではな

いかと考えます。

### ◆ 人は認められることでモチベーションが上がるものである

　筆者のステーションでは，事業計画を作成する会議にはスタッフ全員で参加して，計画が達成されたときは，チームでシェアできるような場を設けています。事例報告会でもいいですし，カンファレンスのときでもいいと思いますが，人は認められるということにより，モチベーションをアップさせるので，そのような場をつくっていくことも必要です。　　　　　　　　　　　　　　　（加藤希）

## Q 81 スタッフの不満はどんなところに現れるのか？

A
- 身体的な疲弊として現れることもあるので，スケジュール等を調整することも必要である
- 責任の重さを感じることがあるので，相談できる体制を整える
- 入職してからズレが生じないように取り組む

### ◆身体的なの疲弊として現れることもある

少し古い資料ですが，厚生労働省による「医療計画の見直し等に関する検討会(平成23年)」の資料では，訪問看護ステーションの伸び悩みの要因として，高い離職率と人材確保の難しさなどが記されています(図)。

その要因の1つが体力の問題で，オンコール当番のため夜間当番や休日出勤もあるので，身体的な疲弊が大きいことが指摘されています。そこで，筆者のステーションでは，ケア内容を踏まえたスケジュール調整をして，入浴介助が重ならないようにしています。また，ターミナルの件数が増えて夜間忙しくなると予測できるときは，昼間の訪問件数を減らすなどして調整をしたり，夜間(特に0〜5時)に呼ばれて疲労度が強い場合は，早退を促したりして訪問調整をしています。また，完全週休2日制なので，土日に当番をした場合はかならず代休をとってもらっています。

### ◆責任の重さを感じることがあるので，相談できる体制を整える

もう1つの要因として，精神的な問題が考えられます。訪問看護は1人で利用者宅に訪問することがほとんどなので，その責任に押しつぶされそうになるという話はよく耳にします。しかし，実際の訪問看護は，ステーション内のスタッフとのチーム医療です。1人で判断できないことは，確認をすればよいのです。

しかし，そうはいってもなかなか相談しにくいこともあるので，筆者のステーションでは，1人で訪問を始めた看護師には，訪問後にその日の利用者の状態を受け持ち看護師に報告してもらい，判断が間違っていないか確認するように

しています。これにより，相談のハードルを下げて，相談しやすい環境をつくっています。相談を受ける看護師は，相手が話しやすいように配慮しながら聞くようにします。これも訓練ですので，意識して行うようにしていきます。

### ◆入職してからズレが生じないように取り組む

そして，職場の人間関係の問題です。管理者や他のスタッフの考えに共感ができないということを減らすために，筆者のステーションでは採用面接の前に，職場の雰囲気を感じてもらうよう，水曜日の午後のカンファレンスに参加してもらっています。このカンファレンスにはスタッフ全員が基本的に参加しているので，職場の雰囲気や利用者・家族への看護観がみえるようです（p.209・p.212 参照）。管理者や看護理念を理解したうえで，当ステーションに就職するか考えてもらえますし，入職してからのズレが少なく，同行訪問するよりも効果が高いと感じます。

スタッフの不満をそのままにしておくと，看護の質の低下を招き，モチベーションがさらに下がり，離職者が増えるという悪循環を招きます。まずは，オープンマインドにして，互いが思っていることを怖がらずに発信できるようにしていかなければなりません。そのためには，職場風土を醸成していく必要があります。管理者は意識的に話を聞く機会を設け，スタッフが職場や看護に対して悩んでいることはないか，確認をしていくことが求められます。

（加藤希）

●訪問看護業界全体でみた離職率は 15.0%
● 7 割のステーションが求人募集あり（平成 19 年度）。求人募集したステーションの 2 割が採用できず

訪問看護ステーションの離職率（平成 19 年度）

| 事業所数 | 1,911 件 |
|---|---|
| 平成 19 年度はじめの訪問看護業界全体の看護職員数 | 11,258 人 |
| 平成 19 年度の訪問看護業界全体の採用者数 | 2,438 人 |
| 平成 19 年度の訪問看護業界全体の退職者数 | 2,049 人 |
| 平成 19 年度の訪問看護業界全体の離職率 | 15.0% |

※離職率：平成 19 年度の退職者数／（平成 19 年度はじめの看護職員数＋平成 19 年度の採用者数）

※【参考】病院の離職率
（平成 19 年度）
12.6%

出典：日本看護協会「2008 年 病院
における看護職員需給状況
調査

看護職員に関する求人募集の実施（平成 19 年度中）

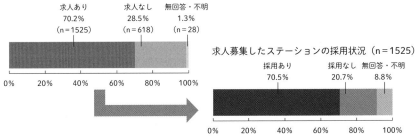

求人あり
70.2%
（n=1525）

求人なし
28.5%
（n=618）

無回答・不明
1.3%
（n=28）

求人募集したステーションの採用状況（n=1525）

採用あり
70.5%

採用なし
20.7%

無回答・不明
8.8%

出典：日本看護協会　平成 20 年度老人保健健康増進等事業「訪問看護事業所数の減少要因の分析及び対応策の在り方に関する
調査研究事業」

図　訪問看護ステーションの確保・定着の状況

厚生労働省資料（日本看護協会：訪問看護の伸び悩みに関するデータ https://www.mhlw.go.jp/stf/shingi/2r9852000001jlr7-att/2r9852000001jlv6.pdf）（2023 年 7 月 11 日閲覧 ）

## 組織づくりに関すること

**Q 82 顧客の個人情報をどのように管理していくか？**

- 個人情報と訪問看護の特性を理解する
- 個人情報流出のリスクを事業所全体で把握する
- 個人情報の保管方法についてあらかじめ取り決めておく

### ◆ 個人情報と訪問看護の特性を理解する

　個人情報とは，「生存する個人に関する情報であって，当該情報に含まれる氏名，生年月日，その他の記述等で作られる記録をいう。（中略）一切の事項により特定の個人を識別することができるもの」とされています（個人情報保護法第2条1項）。

　訪問看護は，利用者の自宅でサービスを提供します。サービスを提供するなかで，さまざまな個人情報に触れるだけでなく，利用者や家族が他者には知られたくないような配慮が必要な情報に触れる機会も多くあります。したがって，訪問看護師は個人情報に触れているという意識と自覚を常にもち，個人情報を適切に取り扱うということについて適切な行動をとれるように組織全体で取り組んでいきましょう。

### ◆ 個人情報流出のリスクを事業所全体で把握する

　看護師には守らなければならない守秘義務があります。よって，スタッフ1人ひとりに対する個人情報の取り扱いに関する教育と，組織単位でのルール設定が重要です。

　訪問看護の契約時には，重要事項説明書のなかに個人情報の保護と取り扱いについて明記し，個人情報使用同意書を交わします。

　個人情報が流出するリスクのある場面としては，以下のような状況が想定されます。

・利用者宅に紙のカルテや電子カルテ媒体を忘れてしまった

・同僚と利用者のことについて外で話していて地域住民に個人情報が流出した

・SNS に投稿した写真や情報のなかに個人を特定できる情報が含まれていた
・電子カルテが入ったバッグを落としてしまった
・関係する事業所へ送る個人情報が含まれたメールや FAX を誤送信してしまった

　これらのリスクについては，スタッフ 1 人ひとりの個人情報の取り扱いに対する意識を事業所内で高めるだけでなく，事業所内でルールを設定し守るようにしていくことで，利用者・家族だけでなく，スタッフや組織を守ることにもつながります。また，賠償責任保険に入り，個人情報流出による損害をカバーする補償を受けることもリスクへの対応となります(Q5・38 参照)。

#### ◆個人情報の保管方法についてあらかじめ取り決めておく

　紙カルテの場合，事業所内では鍵付きの書庫に個人情報を保管することが定められています。紙カルテを持ち出す際には，外で忘れることがないように，そもそも持ち出す機会を最小限にするような工夫を行っていきましょう。

　電子カルテの場合には，ログイン情報がないとアクセスできない仕組みになっているため，セキュリティとしては電子カルテのほうが安心ではありますが，それでも，電子カルテ媒体の置き忘れなどには注意しましょう。

　また，電子カルテに個人情報を保管している場合，災害時にはアクセスできないなどの状況が想定されます。そのため，災害時に備えた個人情報の整備は事業所単位で行っておく必要があります。利用者・家族などの緊急連絡先や連携先の電話番号，災害時のトリアージの連絡網などの情報は紙ベースで作成し鍵付きの書庫に保管しておきましょう。

（柳澤優子）

## Q 83 経営分析をするための情報はどのように扱えばよいか？

### A
● データドリブン経営という方法を理解しておく
● 情報がとりやすいカルテやデータで管理を行うようにする

### ◆データドリブン経営という方法

経営分析をするためには，データをとる必要があります。データドリブン経営とは，データをもとにした経営という意味です。これは，経験や勘に基づいて経営するのではなくて，蓄積されたデータ分析に基づいて戦略等を考えるという意味です。

どういったデータをとるのがよいかはいろいろありますが，新規依頼数，契約終了数，依頼元，訪問件数，利用者数・訪問件数の医療保険・介護保険比率，利用者の疾患別割合，加算算定率などを見ていくとよいと思います。

訪問看護ステーションは，訪問先での出来事を見るには同行することが必要です。例えば，スタッフが介護支援専門員（ケアマネジャー）に失礼な対応をしてしまったのに，当のスタッフ本人が失礼なことをしたと気づかずに管理者に報告しなかったとします。ケアマネジャーは，管理者から当然謝罪がくるものと思っているのに，管理者がそのことを知らないために謝罪に行くことができなかったとすると，ケアマネジャーは「どうしてあの管理者は謝罪に来ないんだ！ こんな訪問看護ステーションはもう使わない!!」と憤慨してしまうかもしれません。

また，そういったことがあったとケアマネジャーから管理者に後にでも直接話してくれればよいのですが，教えてくれないとずっと気づくことができません。しかし，管理者が新規依頼元をデータで毎週見ていれば，今まで毎週依頼をもらっていたケアマネジャーから最近依頼がない，これは何かあったかもしれない，スタッフに聞いてみよう，ケアマネジャーに電話してみようとアクションを起こすことになり，連携が不覚にも終わってしまうことを避けることができるかもしれません。

そういった意味でも，データを見ながら，何が起きているかを予想し，対応

をしていくことは重要です。

### ◆情報がとりやすいカルテやデータ管理を行うようにする

　紙カルテでは，データをとるために時間が多くかかってしまい，続けることが難しくなってきます。いかに欲しい情報を簡単に得ることができるかが，継続的にデータをとるうえでは重要です。

　最近では，電子カルテを使用する訪問看護ステーションも増えてきています。電子カルテならば，前述したトラブルのデータも簡単にとることができます。

　業務の効率化という点もありますが，データドリブン経営を行うためにも，電子カルテ化はお勧めです。　　　　　　　　　　　　　　　　　　　　　（藤野泰平）

**84** スタッフをどのようにマネジメントしていくか？

- スタッフのマネジメントの前に，まずは経営者・管理者としてのセルフマネジメントが重要である
- 人と人としてかかわる時間をつくる
- 公平性と全体最適の視点，円滑なコミュニケーションが重要となる
- マネジメント層を育成する

**◆スタッフのマネジメントの前に，セルフマネジメントが重要**

　経営の神様とも呼ばれるドラッカー（p.20）は，マネジメントにおけるセルフマネジメントの重要性を説いています。セルフマネジメントとは，自分の強みや価値観，目指しているものを明確化することで，最高のパフォーマンスを発揮できる状態を維持すること，自分自身をよく知り，自律的に行動することです。

　以前，尊敬している経営者に「自分は2つの目でスタッフ全体を見ているけれど，スタッフはそれぞれが経営者を見ている。10人いたら20の目であなたは見られているということを自覚して行動しなさい」と言われたことが今でも印象に残っています。それだけ，経営者はスタッフから見られている存在であり，一挙手一投足を見られているという意識をもって振る舞い，言動をとっていくことの重要性が感じられます。

　組織において自分の強みを最大限に活かす（活用する）ためにも，スタッフの強みを最大限に活かすためにも，管理者・経営者は自分自身と向き合い，セルフマネジメントを行っていくことが重要です。

**◆人と人としてかかわる時間をつくる**

　プレイングマネジャーをしていると，看護師・管理者・経営者という三足の草鞋を履きながら日々過ごすことになります。経営者・管理者としての立場，看護師としての立場で指導したり，助言したりする場面も多くあります。そうすると，知らず知らずのうちにスタッフとの距離を感じたり，会話がぎこちな

くなってしまう瞬間が出てくることがあります。

　そのため，時には仕事から離れて世間話をしたり，仕事以外の共通の話題で楽しむなど，互いにとって距離を縮める時間をつくってみましょう。このような取り組みで，日頃のコミュニケーションが円滑になり，メリハリのある関係性の構築につながっていくと考えます。

### ◆公平性と全体最適の視点，円滑なコミュニケーションが重要

　最初は少人数から始めた組織が，少しずつスタッフの人数が増えてくることで，コミュニケーションや関係性に違いが生まれます。経営者・管理者としてはスタッフ全員に同じように公平に接しているつもりでも，「贔屓している」「特別扱いされている」という意見が出てくることがあります。また，組織が大きくなることにより，経営者・管理者とスタッフが直接コミュニケーションをとる機会も少なくなっていきます。

　経営者・管理者としては，常に公平であること（公平性）と，全体最適の視点（Total Optimization：組織全体として最適な状態のこと）をもって考えることが重要です。また，組織が大きくなってくる段階のなかで，コミュニケーションツールを活用する方法や，中間管理職（所長・管理者）にあたるスタッフを任命して，双方の意見を代弁したりコミュニケーションを円滑にできるような組織体制づくりも重要となります。

### ◆マネジメント層を育成する

　組織を運営していくうえで，マネジメントに携わるスタッフの存在は大変重要になります。以前，ドラッカースクール出身の講師からマネジメントの講義を受けたときに，「マネジメントとは，管理ではなくコントロールである」ということを教えてもらいましたが，その言葉が今でも印象に残っています。

　マネジメントの種類と業務について表にまとめました（表1，表2）。

　開設当初は，マネジメントは起業した人が1人で行っていくと思いますが，組織が大きくなるにつれて，マネジメント層の育成・任命が必要となります。表2のような業務をこなしながら，ローアーマネジャー，ミドルマネジャーの役割を担ってくれる人材に権限と責任を委譲していくことで，より自分の役割に集中することができます。

表1 マネジメントの種類

| トップマネジメント<br>役職：経営者，執行役員等 | 企業の基本方針や運営方針を決定し，経営に関する意思決定と責任を担う。 |
|---|---|
| ミドルマネジメント<br>役職：エリアマネジャー，<br>所長等 | 経営陣と現場をつなぐ役割を担う。企業経営方針や組織戦略を部下に伝えるとともに現場の意見を経営陣に伝えるポジション。 |
| ローアーマネジメント<br>役職：管理者，主任等 | 現場を指揮・管理する役割を担う。 |

表2 マネジメント業務の内容（訪問看護事業の例）

| 1 | 目標設定と管理（経営目標，事業所目標，スタッフごとの目標の設定と管理） |
|---|---|
| 2 | 業務管理（経営に関する業務，日々の訪問看護に関する業務，業務改善） |
| 3 | モチベーションの管理（現場スタッフのモチベーションのモニタリング・管理） |
| 4 | 人材育成と評価（クリニカルラダーの作成と評価と待遇面への反映） |
| 5 | リスク管理（安全管理，ハラスメント，災害対策，個人情報漏洩など） |

　組織全体をコントロールしていく存在はとても重要です。多くの訪問看護ステーションでは，所長や管理者がその役割を担っているのではないかと思います。また，多店舗展開している法人の場合には，エリアマネジャーを置いている場合もあります。筆者のステーションでは現在，事務スタッフが統括マネジャーの役割を担っています。スタッフのなかでマネジメントを担ってくれる人材を育成していくことが，組織運営を行ううえでは重要なカギになります。

（柳澤優子）

## 経営者（管理者）と職員の間で起こるすれ違い（経験談）

　最初は，少人数の気心の知れたメンバーで会社を創業しました。人数が少ないためコミュニケーションも密にとれて，モチベーションも高く，目標に向かって一緒に協力していきました。営業にも回り，新規依頼が来ると訪問にも回り，同志のような感覚です。

　しかし，ある日を境にスタッフから「もっと私たちのことを気づかってほしい」「給料が安い」などの声が聞こえ始めます。スタッフには心から感謝しているし，お給料も支払っているのになぜ？　と悩みます。一方で，減り続ける預金通帳の残高とにらめっこしながら，先行きの見えない不安に襲われることもありました。新人経営者・新人管理者の未熟さや余裕のなさが，スタッフを不安にさせていたと思います。私自身が一緒に働く看護師である一方，経営者と労働者の立場の違いを実感したよい経験でした。

　そして，だんだんスタッフの人数が増えてくると，1人ひとりとコミュニケーションをとる時間は減っていきます。多様な働き方・多様な考え方をもつスタッフが入職する一方で，組織としてのルールや仕組みが未整備・未熟であるがゆえに，コミュニケーションエラーやすれ違いが生じることもありました。

　経営者と労働者では，見ている景色・見えている景色が違います（表）。プレイングマネジャーをしているときはとくにその境界線が見えづらく，経営者と労働者が互いの立場を相互理解するのは難しいことだと感じました。しかし，同じ目的やビジョンに向かって協働する大切な仲間であることに変わりはありません。

**表　経営者の思考：経営者が考えているプレイヤー・管理者・経営者の任務**

・プレイヤー：目の前の人への看護実践，新規依頼への対応，営業など
・管理者：スタッフの体調や働き方への配慮，スタッフの看護実践の指導・教育，レセプトなどの事務作業
・経営者：今後3か月・半年・1年後・5年後のビジョン，現在の経営状況と課題，長期・短期的経営目標の見直し・設定，資金繰り，人事・労務に関することなど

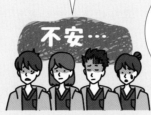

日々の看護実践,
管理業務,
経営のことなどで
頭がいっぱい！

余裕がない…

経営者・管理者

日々の看護や記録,
慣れない環境への適応,
先行きの見えない不安…

不安…

社長が忙しそうで
言えない…
私たちも頑張って
いるけどちゃんと
見てくれている？

スタッフ（労働者）

　組織もスタッフも自分自身を少しずつ変化しながら，成長していきます。経営者と労働者の間に代弁役を担ってくれるスタッフの育成や，組織に必要なルールづくり，組織文化を醸成することなどをとおして，コミュニケーションを円滑にできるような仕組みをつくり，経営者と労働者が信頼関係を基盤に共に楽しく働けることが理想だと思っています（まだまだ発展途上です）。

（柳澤優子）

**6　経営は順調か？**

思い通りに進んでいるか？

**85　経営戦略と照らし合わせて順調に進んでいるか？**

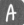

- 経営戦略には明確な理念・目的・方針が必要であることを確認する
- 思いどおりにいかないときは，かならず「理念」に立ち返る
- 組織の理念がスタッフに浸透していれば，それが個々の判断基準と行動規範になる

### ◆経営戦略には明確な理念・目的・方針が必要

　企業の「理念」＝ミッションとは，その組織の存在意義や社会的使命であり，組織がどうあるべきか，どうありたいかを明示したものです。「目的」＝ビジョンとは，組織の成員が実現しようと目指す事柄です。「方針」は，目的を達成する方法や姿勢のことで，これが「経営戦略」となります。

　事業所の理念・目的・方針を明確にし，管理者やスタッフが共有して，何のために訪問看護を提供するのかを明らかにします。そして，自分たちの行動や考え方，方向性は間違っていないのか，ズレはないのかを，常に確かめながら進めていく必要があります。

### ◆思いどおりにいかないときは，かならず「理念」に立ち返る

　理念は，策定するだけでは意味がなく，スタッフに根づいてこそ，存在意義があります。そしてスタッフと共につくり上げた法人，事業が地域から求められる役割を果たせるように，時代の変化に柔軟に対応し，そのつど見直しを図っていくことが大切です。

　利用者への対応に困ったときや迷ったとき，思いどおりにいかないときも，この理念に立ち返ることで，進むべき方向性が見えてきます。例えば，利用者

が普段なら自分で食事を準備して食べているのに，体調が思わしくなく，自分で調達ができないでいるとしましょう。利用者が空腹感があり何か食べるものはないかと思案していることがわかったとき，自分の仕事じゃないからと介護支援専門員（ケアマネジャー）に電話をかけ，惣菜か何かを買ってくるように調整を依頼するか，それとも，利用者本人の承諾を得て，時間の範囲内でお粥等をつくって提供をするのか。これらの行動は，どちらも間違っていません。しかし，この場合，どう行動し支援するかは，ステーションのミッションやビジョンによって異なります。

### ◆組織の理念がスタッフに浸透していれば，それが個々の判断基準と行動規範になる

　利用者の困りごとへの支援を，「電話で手続きだけをするのか」，それとも「困っているのだから，その場で少しでも解決に結びつける努力をして，利用者の困りごとが減るようにするのか」は，前述したようにミッションやビジョンによって違いが出ますが，筆者なら後者を選択しますし，筆者のステーションのスタッフもきっと同じ行動をすると思います。もし違う行動を起こしたとするならば，ミッションやビジョンの共有の時間をもっと増やしたり，職場の語りの場を増やして対応します。

　こういった，訪問看護の現場での対応や日頃の困りごとのへの解決策は，組織の理念がスタッフ全員に深く浸透していることによって，1人のスタッフが行動する際の判断基準や行動規範につながります。

　筆者のステーションのミッションやビジョンは，「利用者さんとご家族の想いを支え・守り続ける」ことです。より具体的に示すと，次のようになります。
① 24 時間 365 日安心・安楽を提供する
② 0〜100 歳以上まで，地域の人々と支え合い，関係職種とつながりながら，看護を提供する
③利用者・家族の生き方を尊重し，共に考え，共に歩む姿勢でかかわる
④サービスを受ける人と，サービスを提供する人が気持ちよく過ごすことができることを追求する
⑤顔の見える関係性を生かし，多職種と密に協働する。そして絶えず開拓・構築をする
⑥スタッフは専門職としての知識・技術・態度を互いに磨き続ける

　筆者のステーションでは，毎年4月に新しいスタッフも交えて，経営戦略会議をスタッフ全員で実施しています（ケアマネジャー・事務職員も含む）。そのときに必ずミッションやビジョンを共有し，変更は必要なのか，今年1年，どんなチャレンジをしたいか，どんな看護をしたいのか，経営戦略を立てています（図）。

（加藤希）

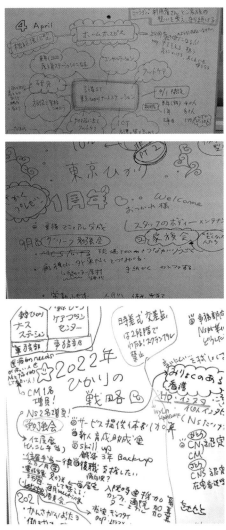

**図　スタッフ全員で考える経営戦略**

## 提供している看護の質は期待どおりか？

- 訪問看護のサービスとは，顧客価値を高めることであることを確認する
- 看護の質を高めるには，継続して学び続ける姿勢が不可欠である
- 質の評価方法を学ぶ

### ◆訪問看護のサービスとは顧客価値を高めること

　私たちが提供しているものは，「訪問看護サービス」です。私たちは，「人や組織の生活上の必要性を満たす」ために，「訪問看護サービス」を「お金」で買ってもらっています。訪問看護サービスの特徴は次のようなものとなります。

①サービスには形がない（無形性）→訪問看護サービスは事前に試すことができません。

②サービスは生産される場所で消費される→経験した後でなければ評価は難しく，そのサービスがわからないという特徴があります。

③結果のみならず過程が重要である→よい効果をあげるには，利用者の積極的な参加が大切です。

④顧客がサービス活動に参加する→よい成果をあげるには，利用者の積極的な参加が大切です。

### ◆看護の質を高めるには継続して学び続ける姿勢が不可欠

　前述の①〜④を理解したうえで，利用者・家族に満足をしてもらえるように，サービスの品質を上げる努力をしなければ，競争に負けてしまいます。競争に負けないためには，質の向上・質を担保する努力をし続けることが大切です。看護の基本的な知識や技術のほかに，接遇やマナー，職業人としての倫理観をもち，継続して学び続ける姿勢をもたなければなりません。

### ◆質の評価方法を学ぶ

　質の評価方法には，事業者自らが実施する自己評価，利用者による評価であ

る利用者評価，評価機関などによる外部評価としての第三者評価，そして，同業者などによる評価などがあります。

　訪問看護ステーションの事業所を評価する指標[1] [2]や，具体的な看護ケアの質の指標を用いて，提供する看護ケアそのものを細かく評価できるもの[3]などがあるので，参考にしてみてください。 （加藤希）

---

**引用文献**

1）　日本訪問看護財団：訪問看護ステーション開設・運営・評価マニュアル第4版. 2021.

2）　全国訪問看護事業協会：訪問看護ステーションにおける事業所自己評価のガイドライン第2版. 2020.

3）　石垣和子・金川克子監，山本則子編：高齢者訪問看護の質指標；ベストプラクティスを目指して. 日本看護協会出版会，2008.

## 看護の質が期待どおりではない場合の対策は？

- 事業所の現状をアセスメントすることから始める
- 課題を分析し，長期目標と短期目標を立てる
- 事業所の強みを増やし，弱みを強みに変えていく

### ◆事業所の現状をアセスメントすることから始める

看護の質が期待どおりかどうかは，まずは，自事業所について把握をする必要があります。事業所の現状はどうなっているのか，アセスメントしましょう。

### ◆課題を分析し，強みを増やしていく

自事業所には何が足りないのか，あるいは，自事業所の強みや期待されていることは何か，「課題の分析」をします。次に，自事業所をどうしたいのか「長期目標」を立て，何から始められるか「短期目標」を決めます。そして，みんなと一緒にがんばるぞ！　と「実践」し，その後，目標を達成できたか「評価」をします（図）。

これは，看護過程の思考プロセスを応用しています。日常の訪問看護業務を振り返り，足りないところを明確にして，どうすれば弱みを強みにすることができるのか，スタッフで考え，トライ＆エラーを繰り返しながら，事業所の強みを１つずつ増やし成長を遂げてほしいと思います。継続は力なりです。

（加藤希）

1. アセスメント：自事業所の現状は？

2. 課題分析：自事業所には何が足りないか？

3. 長期目標：自事業所をどうしていきたいか？

4. 短期目標：何から始められるか？

5. 実践：トライしてみよう

6. 評価：目標は達成できたか？

図　看護の質を高めるための思考プロセス

訪問看護事業の成長とは何か？ これからの方向性について考えるには？

- ❀ 訪問看護事業の成長は全スタッフと共にある
- ❀ スタッフ全員で自事業所のあるべき方向性を考えることが大事である
- ❀ 自事業所にふさわしい看護師像をスタッフ全員で共有する

**◆成長の方向性はスタッフのなかにある：経営者はその場づくりが大事**

　これからの自事業所が向かうべき方向性を考えるときには，組織全体で向かう方向を話し合う必要があります。スタッフ全員で，どういうステーションを目指すのか，しっかりと話し合うことが大切です。

　筆者のステーションでは，「東京ひかりナースステーション」らしさ・よさをみんなで語り合い，どのような看護師が当ステーションの看護師としてふさわしいのか，理想を共有し，全員でその方向を目指しています。

　経営者としては，「やりたい看護」「目指したい看護」を素直に表出する場づくりをしていくことが重要になります。 （加藤希）

## 売り上げが順調でないとき

**Q 89** なぜ売り上げが上がらないのか？

**A** 新規依頼がない場合，終了者数が新規依頼数に比べて多い場合，短い時間の訪問が多い場合が考えられるので，それぞれの対策を考えていく必要がある

### ◆新規依頼がない場合

　訪問看護ステーションの大部分の売り上げは，「単価×訪問件数」になります。そういった意味で，新規の利用者が来ないと売り上げは上がりません。新規の利用者を増やすには，利用者を紹介してくれる在宅医，介護支援専門員（ケアマネジャー），病院に，自分たちのステーションを知ってもらうことが大切です。その場合，営業をするときに，自分たちがどういうステーションであるかを伝えることも大切ですが，ケアマネジャーや医師が困っていることをキャッチして，それに貢献することがもっと大切です。

　自分たちは新規の利用者を任せてほしいと思っていますが，相手側の立場に立って考えてみれば，すでに利用者を任せるステーションが決まっているとき，私たちのステーションに依頼したいと思うでしょうか？　逆に依頼してもいいかなと思う場合はどういった場合でしょうか？　おそらく，いつもの訪問看護ステーションがいっぱいだったり，いつもの訪問看護ステーションが受け入れてくれないような困難なケースだったりするかもしれません。そういったケースを通じて，信頼できる訪問看護ステーションであることを証明していくことが大切だと思います。

### ◆終了者数が新規依頼数に比べて多い場合

　新規依頼者が多くても，終了者数が多いと利用者数は増えず，売り上げも上がりにくいです。具体的なケースでいえば，がん末期の利用者が多いと1か月以内に終了するケースも多いため，新規依頼が多いにもかかわらず，終了も多いことになります。そういう場合は，がん末期の人へのケアを通じて，ケアマネジャーや医師の信頼を勝ち得ていくことで，長期間ケアを提供できるよう

な利用者を紹介してもらえることにつなげていくことが大切です。そうした利用者は，ケアマネジャーから依頼を受ける場合が比較的多いので，ケアマネジャーのニーズを理解しながら，長期間ケアを提供できるような利用者も紹介してほしいとリクエストしていくことも，1つの方法だと思います。

　一般的に，介護保険と医療保険の比率では，医療を40％くらいに抑えておくと，経営的にはバランスよく成長していけるといわれています。筆者の経験ですが，ステーション立ち上げ直後は医療保険の依頼が多く，少しずつ介護保険が増えていく傾向が多いと感じています。

### ◆ 短い時間の訪問が多い場合

　訪問看護師は，利用者の自宅に出向いてそこでケアを行い，次の利用者宅に移動していきます。つまり，移動時間は収入を得ることのできない時間です。したがって，如何にこの移動時間を減らしてケアを提供する時間を増やすかが，健全な運営をするうえでのカギになります。

　また，介護保険はケア時間によって報酬が決まっており，20分未満訪問，30分未満訪問，60分未満訪問，90分以上訪問と枠があります。事業所から訪問を始めて事業所に戻るとして，1日300分のケアを提供する場合で考えると，60分訪問を1日5件行った場合のケア時間は「60分×5件＝300分」，移動回数は6回です。30分訪問を10件行った場合は，ケア時間は「30分×10件＝300分」，移動回数は11回です。どちらも1日300分のケアを提供していますが，1回あたりの訪問ケア時間が短いと移動回数が倍近くになり，移動時間もその分長くなってしまいます。

　スタッフからしてみると，1日8時間勤務している場合，30分訪問であっても60分訪問であっても，移動を含めて8時間しっかり働いています。しかし，頑張っているが売上が増えず，利益が思ったように伸びないときの内訳は，こういった短時間の訪問が多いというケースも考えられます。利用者にもよりますが，この利用者にはこういった価値を提供できるので訪問時間は長くしたいと思う場合は，利用者やケアマネジャーに説明をし，納得をしてもらうように取り組む必要があります。

　もっとも，訪問看護の対価を払うのは利用者です。何よりも，利用者が支払う金額以上の価値を提供できるように取り組むことが大切なことだと思います。

（藤野泰平）

小規模ステーションから大規模化，多店舗経営，
多角経営に向けた取り組み

**1事業所のちょうどよい規模感はどの程度か？**

- 事業所の規模は，経営理念や事業理念によって決まる
- 地域性と地域のニーズにあった大きさがある

### ◆事業所の規模は，経営理念や事業理念によって決まる

1事業所のちょうどよい規模感というものは，経営理念や事業理念によって決まります。

例えば，筆者のステーションの理念は「地域に根ざし，地域の人々と支え合い，24時間365日利用者と家族の想いを支え・守り続ける」というものです。東京都中央区を地盤に，“訪問看護の依頼はできるだけ断らない”をモットーにしていますので，緊急に呼ばれたときに迅速に対応できる規模が，当ステーションにとっては「ちょうどうよい規模」となります。

### ◆地域性と地域のニーズにあった大きさがある

これが，例えば，「全国で訪問看護ステーションを展開して，利用者に最高のケアを提供する」というような理念を掲げている訪問看護ステーションであれば，日本中隅々まで最高のケアを届けるというビジョンのもと，小人数で事業所数を増やしていくという考えが成り立ちます。立地予定の地域性を知り，その地域のニーズを把握したうえで，需要と供給のバランスをみて店舗を増やしていくということになると思います。

つまり，このくらいの人数がちょうどよいという一般的なキャパではなく，その事業所の経営理念と事業理念によって，“ちょうどよい規模”が決まってくるといえます。

（加藤希）

## Q 91 組織を大きくする必要性の有無について教えてください

A
- ビジョンによって成長の方向性が変わる
- 多角経営か，訪問看護ステーションで大規模化するかの選択をすることを求められるときもある

### ◆ ビジョンによって成長の方向性が変わる

　組織はビジョンの実現のために存在しています。そういった意味で，ビジョンの実現のために組織を大きくする必要があるかどうかが初めの分かれ道です。例えば人口 1,000 人の町に住んでいて，この町の人たちに訪問看護師のケアが届くようにしたいと思った場合，訪問看護事業の指定基準である常勤看護師 2.5 人という枠から大きくする必要はないかもしれません。

　筆者は，「日本の隅々まで最高のケアを届けたい」というビジョンを掲げて訪問看護ステーションを経営していますが，このビジョンに従うと，組織を大きくする必要があります。自分たちのビジョン実現のためには，どのくらいの大きさの組織が適切で必要かを考えることが大切です。

### ◆ 多角経営か，訪問看護ステーションで大規模化するか

　その次に分かれ道があるとすれば，訪問看護ステーション単独で成長するか，多角経営かであると思います。これも，ビジョンにより方向性が変わってきます。例えば，病気になっても安心して過ごせる町を創りたい，というビジョンがあったとしましょう。このビジョンの意味は，どの町に住んでいてもという意味であり，訪問看護ステーションをより早く多くの町に届けたいとすれば，訪問看護ステーションが大きくなるために資源を投じることになります。

　また，このビジョンの実現を考えると，誰もが安心して過ごせるためには，訪問介護も必要だし，施設も必要である，となります。ところがどちらもこの地域にはよいところが少ないため，どちらのサービスも創っていかないとビジョンが実現できないとすれば，複数の事業に投資を行う形になります。

　どちらにしても，ビジョンとあわないことを営利目的で行うようになると，

組織としての魅力が小さくなり，せっかくのよい人材が離れていってしまうことにつながり，組織が不安定になってしまう可能性が高くなります。小規模ステーションほど収支状況が悪くなりがちですが，健全な経営をするためには，常にビジョンを意識することが重要です。 (藤野泰平)

**Q 92 小規模ステーション，大規模ステーションのそれぞれの悩みを教えてください**

**A**

- 看護職員 5 人未満の小規模ステーションが，訪問看護ステーション全体の約 6 割である
- 小規模ステーションほど新規の依頼が少なく，収支状況が悪くなりがちである
- 大規模ステーションは依頼が多く，スタッフも増え，スケールメリットが働く
- 大規模ステーションでは，パズルのように職員を配置していく苦労がある
- 小規模から大規模への移行時は大変なことが多くある

#### ◆看護職員 5 人未満の小規模ステーションが全体の約 6 割：規模が小さいと赤字転落が心配

　厚生労働省がまとめた資料によると，看護職員 5 人未満の小規模ステーションが，訪問看護ステーション全体の 5 割以上を占めています（図）。また，少し前の資料では，小規模ステーションほど新規依頼が少ないため収支状況が悪く，逆に規模が大きいと依頼が多くなるため，看護職員の負担が大きくなり，これが課題となっているとされています[1]。現在，機能強化型訪問看護ステーションができていますが，この傾向自体は変わっていない実感があります。

　筆者は小規模ステーションも大規模ステーションも経験をしていますが，どちらにも悩みや問題がありました。

　筆者が訪問看護ステーションを開設した当初の約半年間は，3 名の看護師で訪問看護を行っていました。この規模ですと，訪問看護ステーションの人員基準の 2.5 人で考慮すると，1 日に訪問できる数は 13 件となり，月間訪問延べ回数は 300〜400 件です。

　ぎりぎりの人数で運営をすると，病気やけが，スタッフが退職したり何らかの理由で欠員が出た場合には運営ができなくなるという不安があります。オン

コール当番は 2 人で対応して，月の 2/3 以上は，管理者が当番をしていましたが，利用者人数が少ないこともあってか，あまりオンコール電話は鳴らないように感じました。

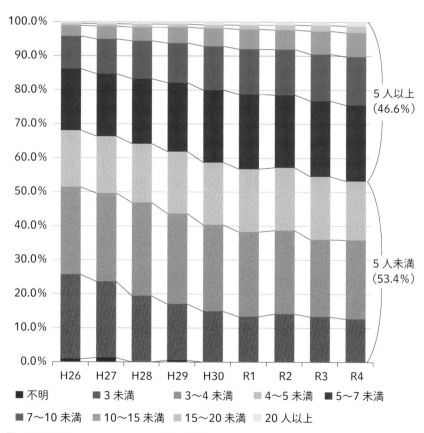

**図　訪問看護ステーションの看護職員規模別の推移**
（厚生労働省資料より　https://www.mhlw.go.jp/content/12404000/001120008.pdf（2023 年 7 月 24 日閲覧））

### ◆大規模ステーションではパズルのように職員を配置していく苦労がある

　これが大規模ステーションになると，利用者人数が増え，訪問件数も増えるので，シフトを組む作業が大変になります。訪問キャンセル，ショート，曜日変更，急な通院などとさまざまな事情が飛び交うので，それを考慮しながら，利用者の希望時間や訪問の動線，看護師の得意・不得意等をあてはめ，まるでパズルを並び替えるように調整します。並び替えをしている間に，うっかり利

用者の名前を消してしまい、訪問を忘れてしまうという、あってはならない失敗をしたこともありました。

そこで、そのような失敗を繰り返さないために、今は管理者や事務職員だけではなく、チームみんなで訪問を確認する作業を取り入れています。つまり、その日訪問した看護師が次週の予定を確認して、「次回は、〇月×日の△時に訪問しますね!」と必ず声かけをする、という確認作業をしています。時間が変更された場合の色分けや、キャンセル理由を備考欄に記すなどして、訪問忘れがないように注意喚起をしています。

また、例えば2つのチーム制にして、それぞれにリーダーを配置し責任をもたせて、管理者は全体を統括するという、いわゆる組織として成長する必要があります。

### ◆小規模から大規模に移行するときが大変

どちらかというと、小規模から大規模に移行する際の需要と供給のバランスがとれないときが大変です。看護師を増やすにあたっては、需要（依頼）が増える目論見がないと、常勤看護師を雇用する勇気はもてないと思います。常勤1名を雇うとなると、常勤看護師の年収分以上の収入が見込めるかを考えなければなりません。看護師を増やしても、訪問看護の依頼が少なくて、1人1日に3〜4件の訪問件数では収入は増えず、赤字に傾く可能性があります。いずれにせよ、看護師を増やすにあたっては、その分の報酬を支払えるだけの利益と訪問看護の需要があり、この先訪問依頼が増える見込みがあってこそなのです。

(加藤希)

引用文献
1) 老人保健健康増進推進事業：訪問看護事業所数の減少要因の分析及び対応策のあり方に関する調査研究事業研究報告書．日本看護協会，2008.

## 開設1年目によくある悩みごと

**Q 93** とりあえず，目の前のことで必死なのですが，それでよいのでしょうか？

- 覚悟をもって取り組み，できるところから始める
- 自分と組織を俯瞰して見ることが大切である
- 経営者には先を読む眼と柔軟さが必要である

### ◆覚悟をもって取り組む

　訪問看護ステーションを開設したばかりのときは，目の前にあることをこなすのに必死になると思います。いろいろなことが飛び込んできて自分にできるか不安にもなるでしょう。しかし，開設したのはあなたなのですから，覚悟をもって取り組んでいきましょう。今までのよい習慣やよい看護は継続し，変革が必要なところはジワジワと進めていきましょう。

### ◆できるところから取り組み，先を見る努力をする

　まず，現状を自己評価して，何が問題なのか，何から取り組めるのかを考えて，できるところから取り組みましょう。焦る必要も，人と比べる必要もありません。

　筆者は，少し俯瞰をして自分や組織を見る努力をしています。また，時代の流れを感じ，今何をすべきで，5年後，10年後はどうなっているのか，少し先を読んで，時代の変化の波に乗れるように柔軟さを持ち合わせたいと思っています。

（加藤希）

**94** 経営者・管理者・プレイヤー，全部自分でやってしまう…

- 経営者・管理者・プレイヤーの時間配分を決めて，バランスよく働くほうがよい
- 事業所としてのスキルを上げるには，スタッフに任せるところは任せたほうがよい
- スタッフが経営者・管理者の仕事を理解するためにも，1人で抱え込まないほうがよい

### ◆何事もバランスよくが肝心で，スタッフのスキルアップのことも考える

　訪問看護ステーションの人員基準では，専従かつ常勤の保健師または看護師である管理者の配置が必要です。管理者は「適切な指定訪問看護を行うために必要な知識及び技術を有するものであること」が求められています。そして管理者は，サービス提供機関として成熟するために，法令を遵守し経営を安定させること，安全にケアが提供できる組織づくりをするために，質の保証とリスクマネジメントをしなければなりません。また，看護師が安全にケアを継続できるように，人材の育成・OJT（On the Job Training）などのサポートをして，利用者や家族を守るために，経営理念の確立や組織体制の整備・職場風土の醸成をしなくてはなりません。

　やらねばならないことがたくさんあるのだから，管理者は管理に集中しなさい，とよくいわれます。また，新規開設数の約4割が廃止や休止に追い込まれるという現実もあります[1]。それほど経営が難しいということでもあります。片手間ではできない仕事であり，現実はなかなか難しいものです。5人未満の小規模ステーションが全体の5割以上という現状をみても（Q92参照），どの事業所も少ない人数でやりくりしており，収入面も気になるため，経営者・管理者もある程度プレイヤーとしての役割をもち，少し無理をしてでも訪問看護を行う傾向にあると思います。

　筆者は，経営者・管理者・プレイヤーの区分に関しては，時間配分やバランスが大事で，このバランスが偏ると，不協和音が生じると考えています。自分

の心や身体の状態をみつめながら，利用者や家族，スタッフの状態をしっかり把握し，余裕をもって対処できれば，経営者・管理者・プレイヤーという 3 つの立場を兼ねてもよいように思います。

### ◆ スタッフが経営者・管理者の仕事を理解するためにも，1 人で抱え込まないほうがよい

　筆者も，経営者・管理者・プレイヤーを兼務しています。いつもスタッフに働きすぎですと注意されているので，働きすぎないように気をつけてはいますが，もともと訪問看護が好きなので，どうしても利用者宅に行きたくなります。自分を戒め，全体のバランスをみながら，あまり訪問を入れないように努力はしているのですが，スタッフの休みなどで欠員が出ると，どうしても訪問件数が増えてしまいます。しかしその分，スタッフみんなが，自分にできることを考えて行動してくれます。

　例えば，筆者のステーションでは，昼間のオンコール電話は経営者や管理者を兼務している筆者だけがもつのではなく，訪問看護をしながら，スタッフも輪番でもちます。そうすることで，スタッフは全体の動きをみる力がつき，緊急対応のスキルが高まり，経営者や管理者の仕事を理解することにつながってます。昼間の緊急対応もみんな率先して動きます。これこそ，ワンチーム。いいチームだな，と実感しています。申請書類やアンケートの作成などは，筆者はあまり得意ではないのですが，そこはスタッフが代わりにやってくれますし，事務職員は契約のときに一緒に訪問してくれます。

　やはり，全部自分でやるというのは無理です。スタッフみんなの支えがあってこそ，経営が成り立っているのだと思います。バランスよく，自分を追い込みすぎずにやっていきたいものです。

（加藤希）

**引用文献**

1）全国訪問看護事業協会：令和 4 年度 訪問看護ステーション数 調査結果. https://www.zenhokan.or.jp/wp-content/uploads/r4-research.pdf（2023 年 7 月 21 日閲覧）

**Q 95** 開設して半年が経ったけれど，利用者を増やすことがで
きない…

**A**
- 地域が何を求めているのかを知り，バランスのとれた人材を有し育成する
- 柔軟に迅速に，事業所本位ではなく利用者本位にケアをする
- 多職種の不安にも配慮する

## ◆地域が何を求めているのかを知り，バランスのとれた人材を有し育成する

どんなアピールを，どこに向けてしていますか？　バランスがとれている訪問看護ステーションは，利用者の依頼が多く，好循環で，経営も人材も右肩上がりに増えています。医師や介護支援専門員（ケアマネジャー）が困っているケースにも柔軟に対応ができ，地域が何を求めているのか，自分たちが何をすべきかを知っています。そして，それに応える努力をし，バランスのとれた人材を有しています（育成しています）。そうすれば，新規依頼の絶えないステーションになります。

ここでは，筆者のステーションでの取り組みを例に紹介します。

### ● 利用者の状況に応じて，即日訪問を提供する

筆者はケアマネジャーが，利用者の急な体調の変化や退院などで訪問看護を入れなくてはいけないというときに，「東京ひかりナースステーションなら受けてくれるかも」と頭に浮かんでくれたらうれしいと思っています。

20年以上，地域の要請に迅速丁寧にかかわることを大切にしてきました。即日訪問が必要ならば，時間外でも土日でも初回訪問をすることがあります。ちょっと無理ができる余力と人材を確保することで，利用者・家族や関係職種を待たすことがないようにしています。依頼された側の当方は忘れていても，依頼した側は覚えてくれており，あのときは助かりました，という声を聞くと，大変うれしくなります。

### ● より柔軟に対応できる体制を保持する

がん末期や終末期は訪問看護の回数が増える傾向にあります。当ステー

ションでは，1日2回でも3回でも，必要とされる訪問には柔軟に対応します。利用者・家族が困っていないかということを第一番に考え，困っている人・ことをそのままにしないことを大事にしています。

● **看取りも積極的に受け入れる**

　終末期になると，さまざまな症状が出てきます。利用者の疼痛緩和はもちろんですが，家族の気持ちの揺れや悲嘆に対応します。必要であれば時間を調節して訪問時間以外にも訪問して家族に説明したり，時には医師と同行して説明したりするなど，利用者・家族にとってどう動いたらよいかを常に考えて，最善の方法を選択します。

● **スタッフとステーションのミッションやビジョンを共有する**

　事業所のなかで1人でも方向性があっていないスタッフがいたら，利用者への声かけ，看護の姿勢，多職種との連携に大きなズレが生じます。そのときは，「何を大切にしているか」についてとことん話し合います。カンファレンスでも情報共有でも，あれ？　と思ったことはそのままにしないようにしています。倫理的側面も同様です。これでよいのか，どうしたらよかったのか，モヤモヤした気持ちのままにならないようにします。

● **医師の診療の方向性を理解し，支え合える関係性をつくり醸成する**

　1人で訪問診療をしている医師もいれば，何人もの医師がいて，夜間にはアルバイトの医師が担当している場合もあります。筆者のステーションは，利用者や家族にとって不利益が生じないようにかかわることを第一にしています。それには，医師といかに日頃から連携を密にしていくか，情報を共有していくかがカギのような気がします。顔の見える関係性を構築し，「共に利用者・家族の意向に添ってみていきましょう」というスタンスが大事です。

♦ **多職種の不安にも配慮する**

　また，利用者・家族の意思を尊重し，希望すれば自宅で生活し続けることができること，看取りに関しても「家でできる」ことを共有して，多職種の不安についても配慮するようにしています。ケアマネジャーがこのままのプランでよいのか悩んでいたり，本当はもっとサービスを入れたいけど（もっと○○してあげられるのに）という想いでいたり，ホームヘルパーももっと時間があれば○○もしてあげたいとモヤモヤが生じていることがあるので，そういう場面では，ケアマネジャーやホームヘルパーの考えや想いを共有しながら，"利用

者本位の支援とは何か"を一緒に考える機会をもちます。このようなときはサービス担当者会議を有効活用しますが，それ以外にも電話で話をしたり，特に問題が複雑化しているときは，オンラインで多職種で集まりカンファレンスや事例検討会を開いて困っていることを聞いたり，関係職種の本音を確認したり，解決策を一緒に見出すように努力をしています。

　また，ホームヘルパーやケアマネジャー，施設（デイやショート）からの緊急コールにも対応し，困ったら連絡してね！　という体制をつくっています。これにより，いつでも相談できる相手と認識してもらえます。これは利用者・家族にとっても，異常を早期発見できるよさがありますし，多職種からも不安をそのままにせずにすむ，直接相談ができて安心といわれます。看護師としても早めに連絡をもらえることで重症化する前に発見でき，早期に対処ができるなどメリットがたくさんあります。デメリットといえば，緊急電話がよく鳴ることですが，これもステーションのミッション・ビジョンとしてみんなで共有できていれば，大きな問題になることはないといえるでしょう。　　（加藤希）

**96** 開設半年後くらいから資金繰りが大変になってきた…

**A**
- キャッシュフローを点検する（入金が遅れること，返戻等）
- キャッシュフローを分析し，事業計画の見直しをする
- 追加融資の検討ができる場合もある

## ◆ キャッシュフローを点検する（入金が遅れること，返戻等）

　売掛金と入金には違いがあります。診療報酬請求をするためのレセプトを提出すると，売掛金が立ちます。売掛金の会計上の意味は，売った代金を後日回収することです。利用料金の保険分は，2か月遅れで入金されます。また，請求したレセプトに不備があると，それは返戻という形で差し戻しされ，再度請求しないと入金されません。この点を理解して，計画を考え直すとよいかもしれません。

　また，キャッシュフローもしっかりと考える必要があります。キャッシュフローとはその名のとおり，キャッシュ（現金）の流れです（Q56参照）。一定会計期間にどれだけの現金が流入し，どれだけの現金が流出したかという資金の流れを表します。

　現金がなければ，商品を仕入れるにも借金を返済するにも給与を支払うにも立ち行かなくなります。現金がどれくらい会社にあるのか把握することは，会社の現状の能力を知るうえで大変重要であり，よってキャッシュフローが果たす役割が必要不可欠になってくるわけです。

## ◆ キャッシュフローを分析し，事業計画の見直しをする

　キャッシュフローは，現金収支の実態を反映するため，利益や財務状態とは異なることがあります。例えば，ある企業が多額の販売利益を得ている場合でも，顧客からの売掛金の回収が遅れているときには現金収入が少なくなるため，キャッシュフローはマイナスになることがあります。そのため，企業の経営状況を正確に把握するためには，利益や財務状態だけでなく，キャッシュフローもあわせて分析することが重要です。

　加えて，事業所内外の情勢にあわせて，事業計画を見直すことも大切だと思います。

### ◆追加融資の検討ができる場合もある

　売上がしっかり上がっていて，キャッシュフロー上は一時的に現金が足りないということであれば，銀行からの追加融資を得ることができるかもしれません。ただし，融資が決定されるためには，しっかりと新規依頼が来ていて，売掛金が立っていて，今後も売り上げが上がる可能性が高いことを証明する必要があります。それもない状況で融資を得ることは，極めて難しいと思ったほうがよいでしょう。

（藤野泰平）

**97** 経営者・管理者とスタッフの希望があわずに人が辞めて
しまうが，どうすればよい？

 ◦ 組織の課題は退職者が知っている
 ◦ スタッフのニーズと組織が提供できるものにズレがある
 ◦ 組織の運営方針はビジョンから考える

### ◆組織の課題は退職者が知っている

　人が退職するには理由があります。筆者は，退職者は組織の課題を知っていると思っています。退職する理由をしっかり聞くことができれば，組織の課題を知ることができ，改善することができます。

　もちろん，こちらが聞きたいからといって本当のことを教えてくれるとは限りません。しかし，退職するときだからこそ，教えてくれることもあると思います。経営者・管理者であるあなたがしっかりと誠意をもって，今後改善したいので課題があれば教えてほしいと伝えたとき，それに応えてくれる関係性をもっていなければいけません。

### ◆スタッフのニーズと組織が提供できるものにズレがある

　採用に問題がなかったかを確認することも大切です。組織が求人者に提供できる価値と，求人者が希望する内容にミスマッチがあると，勤務継続が難しくなる場合があります。採用前に，よいことばかり話して問題点等を隠していたら，採用後にミスマッチが浮き彫りになってしまいます。自分たちの組織はどういう組織で，どういうビジョンを目指しているのかを，現状と照らし合わせてしっかりと入職前に伝えることで，ミスマッチは少なくなります。

　また，子育て中の人と，キャリアアップをはかりバリバリ仕事をしたい人では，組織に求めるものが違う可能性があります。採用したい看護師が求めるものと，組織が提供できる価値にずれがないかを確認することも大切です。

## ◆組織の運営方針はビジョンから考える

　経営者が管理者に組織を任せるときは，管理者の価値観で好きなように運営してもよいということではありません。組織はビジョンを実現するために存在しています。したがって，ビジョンにあった行動を，管理者にも求める必要があります。ビジョンという共通概念を経営者も管理者もスタッフももっておくことで，ズレは少なくなります。もし経営者のビジョンと違った考え方をもつ管理者がいた場合は，なぜ自分が管理者として存在しているのか，経営者は何を大事にしているのかという基本から，しっかりと目線を合わせていくとよいでしょう。

　　　　　　　　　　　　　　　　　　　　　　　　　　　　　（藤野泰平）

## 1年目に体験するトライ＆エラーとは？

> A
> ● トライ＆エラーを「課題と成長」としてとらえる
> ● 1つひとつに丁寧に対応することが求められる

### ◆トライ＆エラーを「課題と成長」としてとらえる

看護師は生命にかかわる職業上，「ミスしてはいけない」「間違ってはいけない」という責任感とプレッシャーのなかで仕事をしてきた人も多いと思います。一方で，訪問看護の運営は，初めてのこと，わからないことばかりで，戸惑う人も多いと思います。失敗することやうまくいかないこともたくさんあります。まさに「トライ＆エラー」の毎日ですが，筆者自身は，トライ＆エラーを課題と成長の機会ととらえています。

例えば，レセプトの返戻が何枚もあったり，立場の違いからスタッフとのコミュニケーションエラーが生じたり，落ち込んだり凹んだりすることが連続して起こることもありますが，正直落ち込んでいる暇がないほど毎日が慌ただしく，さまざまことが起こります。

そのようなときには，うまくいかなかったことの原因と課題を抽出して，「次はこうしよう」と成長の機会にしましょう。また，誰かに迷惑をかけてしまったときは誠心誠意謝るなど，常に謙虚さと誠実さを忘れず，小さな成功体験を積み重ねていくことが，個人としても組織としても前向きに成長していける力になると思います。

### ◆トライ＆エラーの例

以下に，トライ＆エラーの例を紹介します。

● **事業計画と実際の間で起こること**

★思うように新規依頼がこない

→営業方法やアプローチを変えてみる

→依頼をもらった1件1件に，とにかく丁寧にかかわる

- **レセプト業務に関すること**

  ★返戻

  →介護報酬・診療報酬について学びながら修正していく

- **人材採用に関すること**

  ★採用した人がすぐに辞めてしまった

  →求人の募集要項は適切であったかどうかを分析する

  →採用のミスマッチが生じた要因を明確にする

  →採用したい人の要件を明確にする

- **組織づくりに関すること**

  ★一緒に働くスタッフから「給料が安い」「大変さをわかってもらえない」
  などの声が…

  →スタッフとコミュニケーションをとる時間を意識的に増やす

  →スタッフへの感謝の気持ちを言語化する

- **訪問看護のサービスについて**

  ★利用者・家族から「訪問看護師によって対応が違う」とのクレームが…

  →利用者・家族へ謝罪する

  →対応の違いについてのヒアリングを行う

  →事業所内での情報共有，継続看護やチームでの重要性を確認する，OJT の
  見直しなど

　いずれにしても，1 つひとつの事象に，とにかく丁寧に，誠実に対応してい
くことを心がけていきましょう。 　　　　　　　　　　　　　　　　（柳澤優子）

**Q99** 開設1年程度のときに大切な心構えなどあれば教えてください

**A**
- 目の前のことに精一杯でOK！　何よりも理念を忘れないようにする
- 資金繰りの大変さにもぶれない心をもつ
- 働く人みんながベンチャーマインドをもつ

### ◆目の前のことに精一杯でOK！　理念を忘れずに !!

　開設してからの1年間は，毎日が慌ただしく，目まぐるしい変化のなかで過ごすことになると思いますが，営業活動と日々の丁寧な看護の積み重ねのなかで，少しずつ新規の依頼をもらえるようになります。また，看護実践者としても，管理者としても，経営者としても，未熟さを感じる場面も多いと思いますが，それでも，起業しようと決めた初心を忘れずに，前向きに誠実に取り組むことで，個人としても，組織としても大きく成長できる1年になるのではないでしょうか。

　大切なことは，理念を組織の中心に置くことです。組織が果たす目的や存在意義を，一緒に働くスタッフと何度も繰り返し確認しながら，同じ方向を向いて進んでいってもらいたいと思います。そして，目の前の人への看護や一緒に働くスタッフとのやりとりのなかで，「こういう看護がしたかったんだよなあ」「こういう組織をつくりたかったんだよなあ」と思えるような片鱗がみえたときには，その喜びをしっかりと噛み締めて，スタッフとわかちあいながら前進していきましょう。

　自分の心と身体の健康があってこその経営なので，自身のことを大切にしながら，そして一緒に働くスタッフや利用者・家族，連携機関の方々のことも大切にしながら，1日1日を丁寧に一生懸命に過ごしてもらいたいと思います。

### ◆資金繰りの大変さにもぶれない心をもつ

　Q57にも記載しましたが，開設当初から軌道に乗るまでの資金繰りは本当に大変です。先行きの見えないなかで，通帳から湯水のように現金が減ってい

くのを見ると不安に駆られます。事業を継続していくためには，①自社のサービスを地域の方々に広く知ってもらうこと，②質の高い看護サービスを提供することに尽きます。訪問看護事業をとおして，地域住民が安心して穏やかな暮らしを続けられることが，地域住民や地域全体への貢献につながります。

　事業を継続するためには，利益が出ることも大切なファクターです。ただ，お金を稼ぐことは目的ではなく，事業を継続発展させるための手段です。よりよい看護を提供すること，それによって目の前の人に喜んでもらえること，スタッフと協力すること，地域住民や連携機関と良好な関係性を築くことなど，価値のあることと大切な意味をもつものに注力して取り組んでいきましょう。心が折れそうになる場面も多々あると思いますが，経営者・管理者がぶれない心で，いつも穏やかに大らかでいることは，一緒に働くスタッフの安心にもつながります。不安な分だけ行動に移して，「絶対大丈夫」と心に決めて前進していきましょう。

### ◆働く人みんながベンチャーマインドをもつ

　ベンチャーマインドとは，ベンチャー企業で働く人がもっておくべきマインド（精神／心もち）のことをいいます（表）。訪問看護事業も，開設当初はベンチャー企業です。先行き不透明ななか，少人数でマニュアルやルールのないなかで働くことに慣れていない人にとっては不安が大きいと思いますが，自分たちの手で0→1にしていく楽しさや魅力はこのときにしか味わえないものです。自分だけでなく一緒に働くスタッフもベンチャーマインドをもって進んでいくことで，前向きに楽しく前進していけると思います。

　とにかく，1日1日を丁寧に一生懸命に，そして自身と一緒に働く仲間の心と身体を大切にしながら，取り組んでください。

**表 もっておきたいベンチャーマインド**

| 主体的に行動する | 自分で考えて行動する |
|---|---|
| とりあえずやってみる | チャレンジ精神と行動力 |
| 変化を恐れない | 目まぐるしく変化することに慣れる |
| 知的好奇心旺盛 | わからないことは調べる，わからないことを楽しむ |
| ポジティブ思考 | 常に前向きにとらえる |
| あきらめない | できるまでやろうとする姿勢をもつ |
| 成長を楽しむ | 課題を乗り越えることで成長を実感できる |
| 選択と集中 | 重要なことに集中して取り組む |
| 何でもやる | どんな仕事・どんな役割でもやる |
| 個の重要性と組織全体への意識 | 自分1人が与える影響の大きさを意識しながら，組織のためになることを考える |
| 自由を楽しむ | ルールやマニュアルがないことをポジティブにとらえて自律的に働く |
| 成果にこだわる | 結果・成果を出すことを大切にする |

**コラム**

## 運営指導に向けた準備

　運営指導（実地指導*）とは，都道府県や市町村から担当者が事業所に出向き，適切な事業運営がされているかを確認するものです。指定の運営基準を満たしているか，適切な保険請求を行っているかなど，事業所の運営状況を確認します。開設後1〜2年目で運営指導が入るケースが多く，その後は，原則6年に1回実施すると定められています。各自治体に，運営の手引きや運営状況点検表などがありますので，それらを確認しながら運営体制の整備及び見直しを行っていくことが重要です。

＊2022年度より「実地指導」は「運営指導」に名称が変更となりました。

（柳澤優子）

## 開設2年目によくある悩みごと

**スタッフを募集したら，応募者はすぐに集まる？**

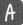

- スタッフの採用はすぐにできるものではない
- 【Q54 スタッフを増やすタイミングは？】もあわせて確認する

### ◆スタッフの採用はすぐにはできない

　求人募集さえすればすぐに応募者が集まり，スタッフを採用できると思っている人がいるかもしれませんが，そんなに簡単ではありません。例えば，訪問看護をいつかやりたい，やるんだったら自分に声をかけてほしいと話していた筆者の友人たちも，実際に話をもちかけると，会社はつぶれないのか，給与はちゃんと支払われるのかなどの不安を表出してきました。この例でもわかるように，訪問件数が増えて，急にマンパワーが必要になり募集をかけても，簡単にスタッフを採用できるほうが少ないと思って間違いありません。

　そういった意味で，自身の会社（事業所）の魅力を高めることはもちろん必要ですが，優秀なスタッフに来てもらいたいとすれば，多くの人にあなたの会社のことを知ってもらうことが先決です。そして，誰かが転職したいと思ったタイミングで，あなたの会社を最初に思い浮かぶように，広報活動や採用活動は常に行っておくと考えたがよいでしょう。

（藤野泰平）

## スタッフが増えることによってコミュニケーションのあり方が変化してきた…

- 知り合いと一緒に開設する場合と，知らない人と開設する場合の違いをおさえる
- 経営者・管理者から積極的にコミュニケーションをとる
- 【Q55　スタッフが増えたときの課題について教えてください】もあわせて確認のこと

### ◆知り合いと一緒に開設する場合と，知らない人と開設する場合の違い

　訪問看護ステーションを開設するにあたり，人員基準である看護職員（看護師または准看護師）常勤換算2.5人配置に，知り合いを入れてスタートする人は多いと思います。そのメリットは，相手の人柄や経験値を知っているため，コミュニケーションがとりやすい，合意形成がしやすいという点です。

　一方，公募で採用したスタッフにはそういった前情報がないので，コミュニケーションをとるうえでの工夫が必要です。その人が何を大切にしていて，なぜこの会社を選んだのか，今後どうしていきたいか，そういったことを密に面談してください。その人らしさを知ることができ，コミュニケーションがとりやすくなります。

### ◆経営者・管理者から積極的にコミュニケーションをとる

　スタッフにはいろいろな人がいます。そして，人は相手に対して苦手意識をもってしまうと，コミュニケーションをとらなくなるものです。コミュニケーション不足から相手が余計に苦手になるといった悪循環にもなっていきます。それに，自分が相手を苦手と思っていると，相手も同じように思っているものです。そのようなことにならないよう，職場を円滑にするために，経営者・管理者のあなたから，スタッフにコミュニケーションを積極的にとるようにしてください。それが現状を打破する策です。

（藤野泰平）

**自分よりもベテラン，年上スタッフへの対応をどうした らよいか？**

- ビジョンから指導する
- 客観的な評価ができるクリニカルラダーなどを活用する

### ◆ビジョンから指導する

　スタッフよりも経験があり，技術があり，アセスメントができる人が経営者・管理者になるとは限りません。選手として活躍していた人が監督で活躍できるとは限らないように，必要なスキルが違うのです。そういった意味で，経営者・管理者が年上のスタッフよりも経験がなくてもよいのです。重要なのは，経験の深さ多さなどではなくて，仲間として同じビジョンを何とかして実現したいと力をあわせていくこと，そのビジョンに対して年上のスタッフにどう行動してほしいかをリクエストできること，ビジョンに対する行動がきちんとできているのか，気づいてもらうためのコーチングができることなのです。このとき，自分の経験から語るのではなくて，ビジョンから語るとうまくいきます。

### ◆客観的な評価ができるクリニカルラダーなどを活用する

　中途採用が多い訪問看護業界ですので，過去に経験したことがあるといっても，個々それぞれかかわりの度合いは違うものです。クリニカルラダーのような客観的な指標を定期的に活用することをお勧めします。経験年数ではなく，「経験の質」を評価し，各自の到達目標を明確にすることで，それぞれが思い込みで話をしたりすることもなくなります。

　評価する側はスタッフの自己認識度を把握できますし，スタッフも自己評価と相対的な評価との差を認識することができます。数か月毎など，定期的に実施することによって，目標への進捗状況や達成度を確認することができます。

### ● 事実をもとにフィードバックすることが大切

　「群盲象を評す」という，インド発祥の寓話があります。数人の盲人が象の一部だけを触って感想を語り合う話ですが，個々の観点から自分が理解したこ

とだけを述べても，物事の本質からはほど遠く，一面にすぎないという教えです。短いので下記に列記しましょう。

1人目は象の鼻に触り，「象とは蛇のようなものだ」と言いました。

2人目は象の耳に触り，「象とはうちわのようなものだ」と言いました。

3人目は象の足に触り，「象とは木の幹のようなものだ」と言いました。

4人目は象の胴体に触り，「象とは壁のようなものだ」と言いました。

5人目は象のしっぽに触り「象とはロープのようなものだ」と言いました。

6人目は象の牙に触り，「象とは槍のようなものだ」と言いました。

それから6人の盲人たちは長いこと言い争い，それぞれが自分の意見を譲りませんでした。

どうでしょうか？　誰も間違ってはいませんが，象（物事の本質）とはほど遠い動物で終わっています。何が本質かを見極めることが大切です。事実と主張は分けて考えることです。6人の話を持ち寄り，事実を積み上げれば，象の形になり得たものを，各々が主張ばかりしていると，この6人のようにいつまで経っても平行線で，「物事の本質」には至りません。　　　　　（藤野泰平）

## スタッフが退職してしまい，人手が足りない…

- 人手が足りなくても，経営者・管理者にはスタッフと利用者の生活を守る責任がある
- 基本的に，組織のレベルにあった人しか採用できない
- 最高のケアへと磨きをかけ，スタッフの労働環境を改善することが必要である

### ◆人手が足りなくても，経営者・管理者にはスタッフと利用者の生活を守る責任がある

制度ビジネスである訪問看護は，看護師が常勤換算 2.5 人を下回ってしまうと，事業を継続することができません。それは，常勤換算 2.5 人で事業を開始した場合，誰かが急な病気や事故，家庭の問題などで退職したら，すぐに事業がストップしてしまうことを意味しています。そのリスクの認識をしっかりもって準備をすることが大切です。

また，社会インフラとしてケアを継続することは，利用者の生活を守るために必要不可欠です。みなさんも明日から電気が使えませんと言われれば生活が激変してしまうように，社会保障を担っている企業として，事業を継続することは非常に大きな責任があります。

採用に関しては，Q100 で説明したように，募集をかけたからといってすぐに人は来ないため，常に採用活動は行っておくべきですが，欠員等で今すぐ人材が欲しい場合に限らず，中長期的な活動で人が欲しい場合も同様です。急を要する場合は人材紹介会社を活用する方法もありますが，そうしたことも含めて，情報は集めておくことがリスクヘッジの 1 つとして重要です。

### ◆基本的に，組織のレベルにあった人しか採用できない

求人した場合，基本的には，組織のレベルにあった人が応募してくると考えてよいでしょう。メジャーリーガーが地域の草野球チームに転職しないことと同じです。組織のレベルを上げることが，よい人を継続的に採用するためには

重要なのです。そのためにビジョンを磨き, 最高のケアへと磨きをかけ, スタッフの労働環境を改善していきましょう。 （藤野泰平）

経営者・管理者が訪問に回りすぎて管理業務が追いつかない…

- 経営者・管理者が訪問に多くの時間を割くことにはメリットとデメリットがある
- 仕事に優先順位をつけることが必要である（時間管理（緊急度と重要度）のマトリクス）

### ◆経営者・管理者が訪問に多くの時間を割くことにはメリットとデメリットがある

経営者・管理者が率先して直接訪問に行くメリットは，単月黒字化が早く図れることです（組織が小さいとき）。また，利用者や医師，介護支援専門員（ケアマネジャー）といったステークホルダー（企業を経営するうえでの利害関係者）からの信頼をいち早く勝ち取る可能性も高くなります。

デメリットとしては，スタッフの育成など，経営者・管理者として果たすべき役割の遂行が難しくなり精度が落ちやすいこと，利用者から「今後もずっと経営者・管理者に訪問してほしい」と言われてしまうことなどがあげられます。

スタッフと話をする時間が足りなかったり，スタッフと同行することで実現するスタッフの育成が遅れると，スタッフは自身の成長発達に手応えを感じ取ることができず，離職につながったりします。スタッフが離職し人手が足りなくなると，残ったスタッフに負荷をかけられないという意識から経営者・管理者はより一層訪問に力を入れることになり，悪循環が加速してしまいます。

経営者・管理者の仕事は，プレイヤーとして動くことだけではありません。メリットとデメリットのバランスをいつも意識しましょう。

### ◆仕事に優先順位をつける：時間管理（緊急度と重要度）のマトリクス

業務のバランスをとるときに参考になるのが，「時間管理のマトリクス」（図）という考え方です。

自分自身の仕事を洗い出し，緊急度と重要度を掛け合わせて優先順位を整理

しましょう。そして，より重要な仕事に自分が取り組めるように業務を改革していきましょう。

　緊急でも重要でもない仕事は経営者・管理者である自分は行わないこと。スタッフにタスクシフト（他業種に業務の一部を任せる業務移管）することがそれに当たります。

　重要なのは，緊急度と重要度という時間管理をして物事に優先順位をつけていると，仕事の本質的な価値を見極めることができるということです。すると組織は成長し，よい循環が生まれていきます。　　　　　　　　　　　（藤野泰平）

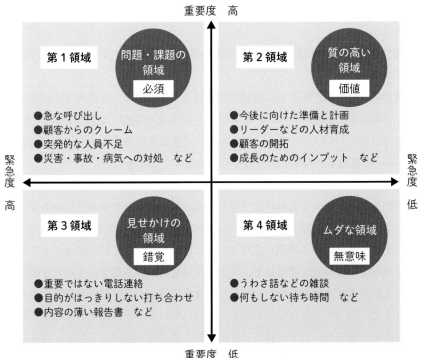

**図　時間管理のマトリクス**

**Q105 資金繰りが改善しないが，どうすればよいか？**

- 投資対効果の考え方を用いる
- 効果がない投資はやめる勇気をもつ
- 【Q96 開設半年後くらいから資金繰りが大変になってきた…】も
  あわせて確認する

### ◆投資対効果の考え方を用いる

事業開始後一定期間が経つと，投資を考える機会も増えるでしょう。労務や経理等バックオフィス人材（管理部門の人材）を採用するか，採用に対する投資を増やすか，最高のケアができるようにポータブルエコー等を導入するかなど，さまざまな投資があります。

このときに意識しておくとよいのが，投資対効果（Return On Investment：ROI）です。投資対効果とは，投資に対してどれだけ利益をあげたかを示す指標です。投資対効果は詳細を覚えるのではなく，今行おうとしている投資は，投資以上の効果を期待できるのかを考える習慣が大切です。

投資をするときに資産に少し余剰金があると，あまり深く考えずに投資をしてしまい，後で反省することがあります。投資先はいくつかありますが，スタッフが利用者に最高のケアをすることで依頼が来て，売上が増えます。この流れを意識して，投資の優先順位を考え，投資の効果を想像して行うとよいでしょう。

### ◆効果がない投資はやめる勇気をもつ

効果が乏しい，無駄な投資を続けていることに気づいたら，すぐにそれをやめることが重要です。また，効果があると思って始めたものの，想像していたよりも結果が小さかったこともあると思います。そういう場合は，資源は有限ですので，効果が少なかった投資をやめて，別の効果がありそうなものに置き換えることが重要です。過去の自分が行ったことに固執せずに，ビジョンの実現に向けて最善のアクションを起こすことを意識するとよいでしょう。

（藤野泰平）

**2年目になったけれど，顧客が思ったほど集まらない。どうしたらよいか？**

- 顧客としたい利用者像を明確にする
- 自分たちの強みをアピールする
- 要望に応えることができるような体制と技術を身につける

#### ◆顧客としたい利用者像を明確にする

Q94 等で紹介したように，廃止や休止に追い込まれる訪問看護ステーションも多いという現実があります。それほど経営というものには難しさがあり，看護師の人員確保の困難さもあります。また，ステーションを立ち上げたのはよいですが，顧客が集まらないまま対策を講じなければ，収入と支出のバランスが悪化して経営を圧迫するため，運営の継続が難しくなります。

訪問看護の対象者は，地域に住む在宅療養者です。訪問看護とは地域の多職種とチームをつくり，その人たちを支援することなので，自分たちの経営理念や事業理念は地域住民のニーズにあっているのか，どのような人たちに利用してもらいたいのかを明確にしなければなりません。

例えば，経験豊富なベテラン看護師が多いなら，臨機応変な対応力や安心感を重視するなど，看取りも視野に入れて広報するとよいと思います。また，理学療法士や作業療法士がいるなら，生活に必要となる機能の回復を求める人も集客候補になると思います。

介護支援専門員（ケアマネジャー）の立場で考えると，新しい訪問看護ステーションができた場合，どんな事業所だろうとまずは利用してみるトライ派と，様子をみる慎重派に分かれます。トライしてみようと思ってもらえる医師や居宅介護支援事業所を増やし，トライから継続して利用してもらえるように，期待に応える努力をしましょう。

#### ◆自分たちの強みをアピールして，要望に応える努力をする

そのためには，自分たちの強みをアピールして，要望に応じることができる

ような体制と技術を身につけましょう。新規参入で日が浅い場合は，まずは名刺とパンフレットを持って，地域のクリニックや居宅介護支援事業所に挨拶に回ることをお勧めします。その際は突然訪問するのではなく，挨拶回りをする先の情報収集をして，相手のスケジュールに配慮する必要があります。電話をしてまずはアポイントをとるとよいと思います。 （加藤希）

## 開設3～5年目によくある悩みごと

スタッフが増えるにつれて，さまざまなバックグラウンドと価値観をもった人が集まったが…

- ビジョンを用いた指導とクリニカルラダーなどを活用して，スタッフ指導を進める
- ビジョンにあうか，採用時にしっかり確認をすることが大事となる
- 【Q102　自分よりもベテラン，年上スタッフへの対応をどうしたらよいか？】もあわせて確認する

**◆ ビジョンを用いた指導とクリニカルラダーなどを活用して，スタッフ指導を進める**

　スタッフを育てていくには，【Q102　自分よりもベテラン，年上スタッフへの対応をどうしたらよいか？】にまとめた内容を参考に取り組んでみてほしいと思います。しかし，その前段階として，そもそもの採用時に問題がある場合があるので注意しましょう。

**◆ ビジョンにあうか，採用時にしっかり確認をすることが大事**

　スタッフを増やす時期は，地域から信頼をされて，新規依頼が増えてきている時期ともいえるでしょう。そういうときは，新規依頼の期待に応えたい気持ちが先行してしまい，採用基準が甘くなりがちです。

　しかし，そういうときほど，自分たちの掲げるビジョンにあっているか，欲しい人材像に当てはまっているかをしっかりと見極めて採用しましょう。見極めが甘かった場合，組織がバラバラになってしまう危険性があるので，注意が必要です。

（藤野泰平）

**Q 108 プレイングマネジャー，管理者を卒業するタイミングが難しい…**

**A**
- スタッフにとっては，現場を知り現場に理解がある経営者・管理者のほうが話をしやすい
- スタッフに現場を任せるときのコツは,完璧さを求めるのではなく，70%の出来でよしとすることである

**◆スタッフにとっては，現場を知り現場に理解がある経営者・管理者のほうが話をしやすい**

　現場のことをよく知っている経営者・管理者は，訪問スタッフとのコミュニケーションが円滑といいます。それは，苦労や喜びをわかっているからこそできる声かけがあるからなのでしょう。法律や制度，オンライン診察，電子カルテなどの ICT（Information and Communication Technology）技術が速いスピードで変わる現代だからこそ，管理業務がとどこおりなく進むことを確認したうえで，経営者・管理者は時々現場に行くことをお勧めします。そうした行動を続けていくことで，スタッフとのコミュニケーションが円滑に進む可能性が高まります。

**◆スタッフに現場を任せるときのコツは，完璧さを求めるのではなく，70%の出来でよしとすること**

　経営者・管理者は業務のことを常に多方面から考えているため，やり方が効率的になり，仕事の質も向上しやすい立場にいます。そのため，自分で行ったほうが早く終わるし，実際，質のよいものを提供できることが多いかもしれません。しかし，経営者・管理者もスタッフ同様，時間は有限であり，体は1つしかありません。地域や社会にもっと貢献したいと思って組織を大きくしたら，いずれ現場のことをスタッフに任せる必要性が出てきます。

　仕事を任せるときのポイントは，完璧さを求めないことです。自分で行おうと思っていた仕事を，少なくとも 70% のクオリティでできる人がいるなら，

その人に任せましょう。そのとき，彼ら・彼女たちのやり方が自分の思っていた方法と異なったとしても，70％くらいの質でできそうであれば，完璧さを求めずに一任しましょう。

　重要なのは，仕事を任せるときに目標を明確にし，達成するには何が必要かを伝えることです。また，進捗状況を報連相してもらうときには，コミュケーションスキルを上げるために，コーチングを行いましょう。　　　　（藤野泰平）

**Q 109 管理者やスタッフなど，創業期のメンバーが同時期に辞めるような危機をどう乗り切るか？**

**A**
- 組織の大きさが変わると，メンバーの入れ替えは起こる
- ビジョンの実現が最も重要な目標であることを全員に認識してもらう
- 「わかってくれている」は通用しない。経営者は言葉で説明することを怠ってはいけない

### ◆組織の大きさが変わると，メンバーの入れ替えは起こる

　創業期は実績がないため，大手の会社と比べて福利厚生等が劣っている可能性が高いです。それでも応募してくるメンバーは，経営者の人柄とその組織が描くビジョンに共感してくれた人たちであるともいえます。それは，図に示したイノベーター理論（人を5つの分類に分け，商品の広がりを理論化したもの）でいえば，最初に声をあげる数少ない層の「イノベーター」であるといえます。目の前の生活にかかわる福利厚生等よりも，自分は最高のケアをしたい，社会にとってよいことをどんどんしたい，面白そうだ，と真っ先に飛び込んでこれる人たちです。

　しかし，組織はある程度規模が大きくなってくると，従業員のために福利厚生に力を入れる必要が出てきますし，よりよいケアを持続的に行うためには，ベンチャー精神で特例ばかりつくっているわけにはいかず，どうしても一定のルールを設ける必要が出てきます。そうすると，創業期のメンバーのなかには，「設立当初は自分が考えたことは何でもトライできて楽しかったのに，最近はルール，ルールで自由に仕事ができない」と嘆いてしまう人が出てくる可能性はあります。しかし，ルールをつくり福利厚生に投資することで，人を採用しやすくなることも事実です。

　図でいえば，求人募集をすると，アーリーアダプター，アーリーマジョリティという人たちの応募が増えて，応募者総数が増える傾向があります。

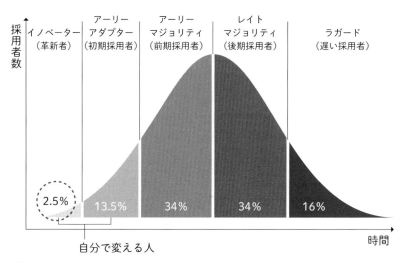

採用者数

| イノベーター（革新者） | アーリーアダプター（初期採用者） | アーリーマジョリティ（前期採用者） | レイトマジョリティ（後期採用者） | ラガード（遅い採用者） |
|---|---|---|---|---|
| 2.5% | 13.5% | 34% | 34% | 16% |

自分で変える人

時間

**図　イノベーター理論における5つのタイプ**

### ◆ ビジョンの実現が最も重要な目標であることを全員に認識してもらう

組織はビジョンを実現するために存在します。ビジョンが大きければ，組織を大きくするために必要なルールや決まりごとをつくっていく必要があります。その過程で創業期のメンバーが退職してしまうことも，前述のような理由から一定の確率であるかもしれません。創業期のメンバーも新しいメンバーも，誰もが納得して働ける組織を目指すことはもちろんながら，それは，ビジョンを実現するために必要なルールであることを説明し，理解してもらうことに，経営者のあなたの時間を投資することを考えてください。

### ◆ 「わかってくれている」は通用しない。経営者は言葉で説明することを怠らない

経営者は，創業期に掲げていたビジョンからはずれた行動をとっていないか，常にスタッフからチェックされています。例えば，スタッフの生活を守るためには売上がもっと必要と思っていても，それを口にしないとスタッフにはわからないことがあります。説明が不十分だと「社長は変わってしまった」と思われるかもしれません。

経営者は，設立当初から掲げているしっかりとしたビジョンの実現を心の真ん中に置くこと，実現に向けて必要なことはメンバーに逐次説明をしながら進んでいくことが大切です。

（藤野泰平）

**Q 110** 多店舗展開や看護小規模多機能型居宅介護，ホスピスなど，多角経営についての考え方を教えてください

**A**
● 多店舗展開や多角経営が，果して理念・ミッションに沿っているかが重要である
● マーケティング，開設地の設定，今後のビジョンの整合性をとることを考える
● 訪問看護ステーションの最適解を定義する

### ◆ 今後の事業拡大や多角経営に向けて

訪問件数が順調に伸びてきて経営的にも安定してくると，精神的にも経営的な視点でも少し余裕がもてるようになります。今後の組織の成長と発展を考えたときに，今の組織を充実させて理想の訪問看護ステーションをつくり上げることや店舗数を増やすことを考える人，看護小規模多機能型居宅介護やホスピスなど多角経営に目を向けるかどうかの展開を考える人もいると思います。ここでは，今後の事業拡大や多角経営の考え方について，いくつかのヒントを提示してみます。

### ◆ 今後の成長・発展についてのヒント

#### ● 多店舗展開や多角経営が，果して理念・ミッションに沿っているか

訪問看護の現場で働いていると，よりリアルな社会課題に直面します。そのなかで組織として取り組むべき課題を抽出することが，今後の展開を考えるヒントになります。今後の展開を考えるにあたっては，組織の理念・ミッションに沿っていることが重要です。

現在運営している訪問看護ステーションをよりよいものにする，サテライトや支店など多店舗展開にする，看護小規模多機能型居宅介護やホスピスなどの運営をする，どれも素晴らしいビジョンなのですが，そこに正解はなく，方向性を決めるのは経営者です。

「私たちの事業とは何か？」「なぜその事業をやるのか？」「提供したい価値

とは何か？」など本質的な問いに向き合うことで，組織として取り組む意義が見えてくるように思います。すでに他の会社・事業所が取り組んでいる場合には，「私たちがやる意義（意味）」を明確にすることで，競合他社とは違う自社の独自性や強みが，より引き立つのではないでしょうか。

● **マーケティング，開設地の設定，今後のビジョンの整合性をとる**

　今後，わが国は急激な人口減少フェーズに突入していきます。そのなかで，高齢者の増加，生産年齢人口の減少，医療・介護需要の急激な増加など，社会情勢の変化に応じて必要なニーズも変化していきます。急速に変化する社会情勢を見ながら，ビジョンとの整合性をすりあわせていく必要があります。日本という視野で見るだけでなく，アジア諸国や海外にも目を向けると，わが国に遅れて急速な少子高齢化の波が起こる国もあります。どの視野でマーケティングをするか，そのような世界情勢・社会情勢のなかで自社のあり方をどのように定義し，ビジョンを考えていくかも重要だと考えます。

　また，どこで何をやるかは重要な課題です。地域と都市部では人口密度や高齢化率・高齢者人口，医療介護のリソース，地域の文化や風習などさまざまな違いがあります。開設したい地域のマーケティングをしっかりと行い，なぜそこでやりたいのか，何をしたいのか，今後のビジョンを明確にしたうえでどのような事業展開を行っていくのかについて考えていきましょう。

　さらに，看護小規模多機能型居宅介護やホスピス住宅の経営にチャレンジする場合，当然ながらビジネスモデルや運営の方法が変わります。建築費や設備費などの初期投資も大きくなります。一方で，補助金などの支援が受けられる場合もあるため，事前の情報収集は重要です。また，看護職と介護職の協働も重要なキーになります。それぞれのビジネスモデルや運営の方法などについて，十分な計画・試算を立てて取り組んでいくことが重要になります。

● **訪問看護ステーションの最適解を定義する**

　訪問看護ステーションを開設して，トライ＆エラーをさまざまに繰り返しながら組織をつくっていく過程のなかで，うまくいっている点と課題となる点などは常にあるため，修正しながら組織運営を行っていきます。スタッフの数が増えてくるに従って，属人的な運営から組織的な運営にシフトしていかなければなりません。そのなかで，今後，多店舗展開を考えていくにあたっては，自分が起こした訪問看護ステーションの最適解をビジネスモデルに落とし込むことがヒントになります。そのためには，組織が成長・発展するプロセスにお

いて，「理念・ミッション・ビジョン・バリュー」が組織全体に仕組みとして組み込まれていることが重要です。

　組織を仕組み化するためのマニュアルやルールをつくること，組織図をつくること，1事業所あたりの規模感を，職員構成，利用者数，訪問件数，1か月の売上，経常利益などをみながら，1事業所の規模（都市型・地方型）として定義すること，教育体制や評価制度などを策定することで，今後事業所数が拡大しても統制のとれた組織運用につながっていくと考えます。　（柳澤優子）

人が辞めてしまう，だんだんと顧客が減ってきた，資金繰りが難しい，このままではステーションを閉鎖せざるを得ない…

- 訪問看護ステーションが閉鎖する要因を考える
- 組織の課題を考える
- 課題の本質を見極めて取り組む
- ステーションを閉鎖するときは最後まで誠実に取り組む

## ◆ 訪問看護ステーションが閉鎖する要因を考える

訪問看護ステーションが閉鎖する大きな要因は，人員不足，顧客の減少，売り上げの低下に伴う資金繰り困難，のいずれかに当てはまることが多いのではないでしょうか。経営者としては，なかなか頭の痛い問題だと思います。人員不足を理由にステーションを閉鎖するときには，スタッフの定着率が低い，小規模事業所では1人が辞めることによる影響が大きい，管理者や信頼の厚いスタッフが辞めることにより芋づる式に退職者が出るなどのケースがあるようです。また，顧客の減少と売り上げの低下は連動していますので，新規依頼数の低下や人件費率の高騰など，経営的なバランスが崩れることにより資金繰りの問題が生じることが考えられます。

## ◆ 組織の課題を考える

なぜ人員が減ってしまうのか，なぜ新規依頼数が減ってしまうのか，なぜ資金繰りが難しい状況なのか，組織の課題について内的要因・外的要因から分析していきます。

このときに有用なフレームワークとして，TAPS法があります。TAPS法（表）は理想と現実のギャップから問題点と解決策を考えていきます。経営者にとって苦しい状況のときには，経営者の視野や心理的なキャパシティが狭くなっている可能性があります。このフレームワークを行う際に，経営者の友人や信頼できる他者など相談できる人がいる場合には，一緒にこのフレームワー

クに取り組んでもらい，客観的な視点でアドバイスをもらうことも有意義だと考えます。今ある課題に誠実に向き合う姿勢が何よりも大切です。

**表　理想を現実化するために有用な TAPS 法（例）**

| あるべき姿<br>To be | ・常勤看護師の定着（勤続 1 年以上） |
|---|---|
| 現状<br>As is | ・常勤看護師がすぐに（半年以内に）辞めてしまうケースが続いている<br>退職理由：給与が安い，教えてくれる人がいないことやカンファレンスの時間がないので不安 |
| 課題<br>Problem | ・採用時のミスマッチ<br>教育体制の未整備，カンファレンスの時間が確保できていない，報連相のルールが曖昧 |
| 解決策<br>Solution | ①採用したい人材の明確化，雇用条件の見直し<br>②教育体制の整備<br>　短期目標：訪問先での不安を解消できる体制づくり<br>　対策：OJT 体制の見直し，報連相ルールの明確化，コミュニケーションツールの検討<br>　中期目標：カンファレンス時間の確保<br>　対策：朝礼の 15 分＋1 週間のうち 1 時間はカンファレンスを実施<br>　長期目標：教育体制の整備<br>　対策：入職時オリエンテーションの整備，ラダーと個別計画を用いた教育体制の整備<br>③職員からのヒアリング・職員満足度調査の実施 |

## ◆課題の本質を見極めて取り組む

　例えば，人員不足のため早急に人員を補強しなければならない場合には，人材紹介会社などを利用する選択肢があります。資金繰りが苦しい場合には，銀行への追加融資という選択肢もあります。これらは本質的な解決ではなく一時的な手段ですが，重要なことは，組織の本質的な課題に向き合い，改善していくことです。スタッフの定着率が低いのであればその原因は何なのか，資金繰りが苦しい場合にはその要因は何かについて分析します。理念や事業計画とのズレがどこにあるのか，その要因は何なのか，どこを改善する必要があるのかを明確にしていきます。

　なかには，組織の課題だけでなく，経営者自身の課題もあると思います。経

営者の成長があって，組織の成長があります。自分自身を見つめ直し，初心に立ち返るよい機会でもあります。組織の本質的な課題に向き合い，改善することを真剣に考えることが組織の成長にもつながるのです。

#### ◆ ステーションを閉鎖するときは最後まで誠実に

　さまざまな努力をしたけれども改善せずに，ステーションの閉鎖を検討しなければならない場合には，ステーション閉鎖のほかに，（引き受けてくれる企業があれば）他社に事業承継するなどの選択肢があります。大切なことは，利用者・家族と，一緒に働くスタッフへの誠意です。どのような選択になっても，利用者・家族への不利益を最小限にすること，サービスが継続できるように引き継ぐこと，スタッフの次の就職先の斡旋などには誠心誠意尽くすことを自らに課していきましょう。

　事業を継続することの難しさは多くの経営者が実感しているところだと思います。ステーションの閉鎖や事業承継などの手続きがすべて終わったら，経営者であるあなた自身の挑戦を労い，時間をかけて振り返りをする機会を設けるようにしてください。起業は，人生にとって大きな挑戦であり，経験であり，財産でもあるため，うまくいったこと，うまくいかなかったことも含めて，あなた自身の財産となり，今後の人生の糧になっていくことを願っています。

（柳澤優子）

## 事業の承継について教えてください

- 訪問看護業界は承継の時代に突入している
- 事業承継に関する種類を知っておくようにする
- 事業承継にあたっても大事な点は，利用者・家族を守ることである

### ◆現状を知る①：訪問看護業界は承継の時代に突入

　訪問看護ステーションの数は今や 15,000 か所を超え，訪問看護ステーションを増やすだけでなく，訪問看護事業をどのように継続し，引き継いでいくか？　という課題にも直面しつつあります。事業承継とは，自社が現在行っている事業を後継者に引き継ぐことを指し，承継方法には以下に紹介するような種類があります。

### ◆現状を知る②：新規開設も多いが休・廃止数も多い。事業承継に関する種類を知る

#### ● 親族内事業承継

　「現経営者の子どもなど，後継者として親族が事業を引き継ぐ方法」です。現経営者の親族を後継者とするため，早い段階から準備ができ，育成時間を十分にとることができます。また，生前贈与を活用して，株式や事業用資産を少しずつ後継者へ移行することもできます。かつてのわが国では，経営者の子どもが事業を引き継ぐケースが一般的でした。

#### ● 親族外事業承継

　「現経営者の親族以外を後継者として事業を引き継ぐ方法」です。後継者となるのは，自社の役員や従業員が多く，優秀な人材を選べることがメリットです。

　また，自社の役員などであれば経営理念や自社の状態も把握しているため，スムーズな事業継承が可能です。

#### ● M&A による事業承継

　「M&A 仲介会社などを利用して引き継ぎ先を探して事業を引き継ぐ方法」です。M&A（企業の合併・買収）による事業承継は幅広いなかから選ぶことが

できるため，適任者がみつかる可能性が高くなります。親族内事業承継も親族外事業承継も，後継者を育成する時間が必要ですが，M&A による場合はその時間も手間も不要になります。

### ◆ 事業承継にあたっても大事な点は，利用者・家族を守ること

わが国の訪問看護ステーションの数は増加傾向にありますが，スタッフ5人未満の少人数の訪問看護ステーションが多く，また令和3年度（2022年）の新規開設数は 1,806 か所あるものの，休止・廃止数は 732 か所と，決して少ない数字ではなく，事業継続や事業承継の課題が浮き彫りになっています。

また会社を設立し，経営も順調で利用者やスタッフが増えている現状でも，年齢などを理由に第一線を退く経営者は，今後増えてくるのではないかと考えます。せっかく会社をつくり，地域に根差して，ミッションを大切にして看護を実践してきたのに，廃業するのはもったいですし，利用者・家族も困ることになります。訪問看護業界全体が事業承継をしっかり考え，前任者の想いをつなぐことができ，互いの組織や利用者・家族を守れるような継承ができることを期待したいものです。

（加藤希）

---

**引用文献**

1）全国訪問看護事業協会：令和4年度 訪問看護ステーション数 調査結果. https://www.zenhokan.or.jp/wp-content/uploads/r4-research.pdf（2023 年 7 月 21 日閲覧）

## 113 利益をどう地域等に還元していくのか？

- 地域とのつながりを強化する
- 訪問看護師として何ができるかを考え，実践する
- 地域に出て，訪問看護をアピールする

**◆地域とのつながりを強化：地域に出て，訪問看護師としての自分をみせる**

　訪問看護ステーションが地域で役割を果たすためには，訪問する利用者・家族に限らず，地域住民や多職種への支援も考えていく必要があります。

　例えば筆者は，居宅介護支援事業所向けの勉強会に参加し，講師をすることがあります。中央区のかもめケアネット（保健医療福祉にかかわる多職種が，実践以外の場面でも協働・連携し，相互理解と信頼関係を深めながら，住民の安心と笑顔につながる地域包括ケアを実践するために活動している）に参加して，現状抱えている問題点や未来像を語り，地域で働く看護師として意見を伝えたりしています。地域包括支援センターが主催する研修会などに招かれて話をすることもあります。

　その他，地域の老人クラブへの出前講座を積極的に引き受けており，そこでは認知症予防の話をしたり，リハビリテーションや足の機能の話などをしています。

　こうした活動は，①地域の支援の輪をつなげること，②地域に住んでいる誰かが「支援が必要」となったときに，相談先を知らない人が1人でも減るようにという願いから，取り組んでいます。地域がよりよくなるように，「自分たち訪問看護師にできること」を率先して行い，アピールしていくことが大切だと思います。 （加藤希）

## 重圧感と心地よい感覚と…

● **スタッフを信頼し，能力を引き出し結束していくことが大切**

　人の前に立つこととは小中高と無縁で，成績も中くらい。そんな私でしたが，小学生の頃から看護師になりたいと思い続け，看護師になりました。好きになったらトコトンという性格で，訪問看護師になって 28 年です。早いなー，あと何年看護師ができるのだろうと，ここ最近よく考えます。60 歳までなら 10 年しかありません。65 歳までなら 15 年。これは大変！しっかり，「東京ひかりイズム」を若いスタッフたちに継承できるようにしなくちゃと考えています。

　本書を執筆するにあたり，こんな私だけど，読者のみなさんが期待する知識や経験値，情報を提供できるだろうか，もっと適任の方がいらっしゃるかもしれないと思ったのですが，訪問看護の依頼を受けるときと同様，私は基本的に依頼は断らない主義なので，本書への執筆依頼も断ることはしませんでした。何においてもトライあるのみです。

　東京ひかりナースステーションは開設して今年 5 年目を迎えます。看護師 3 人，事務職員 1 人で小さな部屋からスタートしました。設立当初はメンバーと同じ目標に向かい，各々が役割分担をして組織をつくり上げていく楽しさを味わいました。それは今まで感じたことのない楽しさで，わくわくしたことを今でも忘れません。

　と同時に，経営者という立場になり，みんなを路頭に迷わすわけにはいかないという重圧感がありました。でもそれは，心地よい感覚でもありました。組織をつくり上げた経験でわかったことは，前職での私は，ずいぶんと肩に力が入っていたなーということです。スタッフ 1 人ひとりを信頼し，スタッフの能力をいかに引き出し，伸ばしていくか，そして結束していくか，これが大事である，と気づきました。

● **これからも求められるステーションとして**

　当ステーションでは 2023 年 4 月に新入社員 2 人を迎え入れ，育休明けのスタッフも復帰しました。この春からは，看護師 13 人，理学療法士 2 人，ケアマネジャー 4 人（2 人専任），事務職員 4 人という，大きなステーションの仲間入りです。

　これまでスタッフのみんなを見てきて思うことは，スタッフみんなが，「東京ひかり」らしさを追求しながら，それぞれ看護師・理学療法士・ケアマネジャー・事務職員の立場で，互いに助け合い，質の高い技術を提供したいと努力する姿勢をもってくれているということで，感謝しかありません。

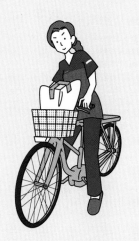

　これからも『求められるステーション』として地域に根差し，そして「東京ひかり」らしさを仲間と共有し醸成しつづけることができるよう，一歩一歩進んでいこうと思います。そしていつか，大好きなこの仕事の第一線を退かなければならない日が来たとき，「あの人はいつも笑って，自転車に乗って訪問看護していたね」と言われたいなーと思っています。

　さあ，今日も元気に，笑顔で行ってきまーす。

（加藤希）

# 索　引

## た

# 編集・執筆者一覧

## 編　集

公益財団法人日本訪問看護財団

- 佐藤美穂子(さとう・みほこ)

    公益財団法人日本訪問看護財団常務理事

- 平原　優美(ひらはら・ゆみ)

    公益財団法人日本訪問看護財団常務理事

## 執筆者(執筆順)

- 平原　優美(ひらはら・ゆみ)

    公益財団法人日本訪問看護財団常務理事

- 藤野　泰平(ふじの・やすひら)

    株式会社デザインケア代表取締役社長

    みんなのかかりつけ訪問看護ステーション代表

- 柳澤　優子(やなぎさわ・ゆうこ)

    一般社団法人 Life&Com 代表理事

    在宅看護センター Life&Com 代表

- 加藤　希(かとう・のぞみ)

    中央パートナーズ株式会社代表取締役社長

    東京ひかりナースステーション所長

# 執筆者略歴

## 平原優美

1987 年島根県立総合看護学院保健学科卒。島根県立中央病院に勤務後，1991 年より東京都北区の診療所で訪問看護を行い，ステーションを開設，所長となった。2006 年訪問看護認定看護師を取得。同年 6 月より財団法人日本訪問看護振興財団立あすか山訪問看護ステーション所長，2011 年より公益財団法人日本訪問看護財団あすか山訪問看護ステーション統括所長。2012 年在宅看護専門看護師取得。2023 年 4 月より，公益財団法人日本訪問看護財団常務理事。著書に，『新版 訪問看護ステーション開設・運営・評価マニュアル 第 4 版』（日本看護協会出版会, 共著, 2021 年），『訪問看護お悩み相談室 令和 5 年版』（中央法規出版, 共著, 2023 年）など。

## 藤野泰平

名古屋市立大学看護学部卒業後，聖路加国際病院で看護師として従事。2014 年，株式会社デザインケアを設立。「日本の隅々まで最高のケアを届ける」ために，大都市〜地方まで，「みんなのかかりつけ訪問看護ステーション」を全国 26 事業所，直営し活動中。著書に『現場で役立つ よくわかる訪問看護』（池田書店, 監修, 2023 年）。

## 柳澤優子

一般社団法人 Life & Com 代表理事，在宅看護センターLife & Com 代表。急性期病院で看護師として勤務後，日本財団在宅看護センター起業家育成事業に参加し，2017 年，現法人を設立。現在はサテライトも 1 か所ある。著書に『現場で役立つ よくわかる訪問看護』（池田書店, 監修, 2023 年）。

## 加藤　希

20 年以上の訪問看護の経験を経て，2019 年に中央パートナーズ株式会社を設立。「地域を明るく照らす，光のような存在でありたい」という願いを込めて，東京ひかりナースステーションを設立。同年に東京ひかりケアプランセンターを併設した。一般社団法人全国訪問看護事業協会研修委員・自己評価ガイドライン普及・活用促進部会委員を担当。聖路加国際大学臨床教授。
著書に,『系統看護学講座 地域・在宅看護の実践 第 6 版』（医学書院, 共著, 2022 年），『訪問看護師のための診療報酬＆介護報酬のしくみと基本』（メディカ出版, 共著, 2022 年）など。

## Q&Aでわかる 訪問看護ステーションの起業・経営・管理
## ―確かなスタートと着実なマネジメントで成果を出そう

2023年9月1日 発行

編　集　公益財団法人日本訪問看護財団
著　者　平原優美・藤野泰平・柳澤優子・加藤希
発行者　荘村明彦
発行所　中央法規出版株式会社
　　　　〒110-0016　東京都台東区台東 3-29-1　中央法規ビル
　　　　TEL 03-6387-3196
　　　　https://www.chuohoki.co.jp/

印刷・製本・装幀・本文デザイン　日本ハイコム株式会社

ISBN978-4-8058-8936-7
定価はカバーに表示してあります
落丁本・乱丁本はお取り替えいたします

本書の内容に関するご質問については，下記ＵＲＬから「お問い合わせフォーム」にご入力いただきますようお願いいたします。
https://www.chuohoki.co.jp/contact/